BERUFSBILDUNG IN DER PRAXIS

Kirsten Vollmer | Claudia Frohnenberg

Nachteilsausgleich für behinderte Auszubildende

Handbuch für die Ausbildungs- und Prüfungspraxis

Bundesinstitut für Berufsbildung

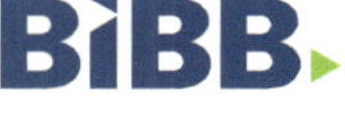

▶ Forschen
▶ Beraten
▶ Zukunft gestalten

Bibliografische Information der Deutschen Bibliothek
Die Deutsche Bibliothek verzeichnet diese Publikation in der Deutschen Nationalbibliografie; detaillierte bibliografische Daten sind im Internet über http://dnb.ddb.de abrufbar.

2., unveränderte Auflage 2021

Die erste Auflage erschien 2014 im
W. Bertelsmann Verlag GmbH & Co. KG, Bielefeld

Herausgeber: Bundesinstitut für Berufsbildung, 53142 Bonn
Internet: www.bibb.de
E-Mail: zentrale@bibb.de

Umschlaggestaltung: CD Werbeagentur Troisdorf
Satz: Christiane Zay, Potsdam
Druck und Verlag: Verlag Barbara Budrich GmbH, Opladen
Printed in Germany

ISBN Print: 978-3-8474-2943-2
ISBN E-Book: 978-3-7639-5408-7

Gedruckt auf PEFC-zertifiziertem Papier

Zeichenerklärung

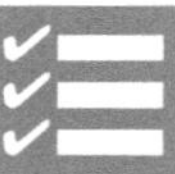
Prüflisten/Checklisten

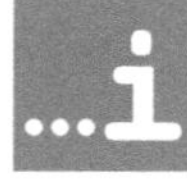
Weiterführende Informationen

Vorgehen

Detaillierte Darstellungen einzelner Fallbeispiele/O-Töne

Gliederung

Vorwort

Teilhabe und Inklusion – diese beiden Begriffe bezeichnen den in Deutschland geltenden Rechtsrahmen und politischen Konsens über die gesellschaftliche Einbeziehung behinderter Menschen „von vornherein".

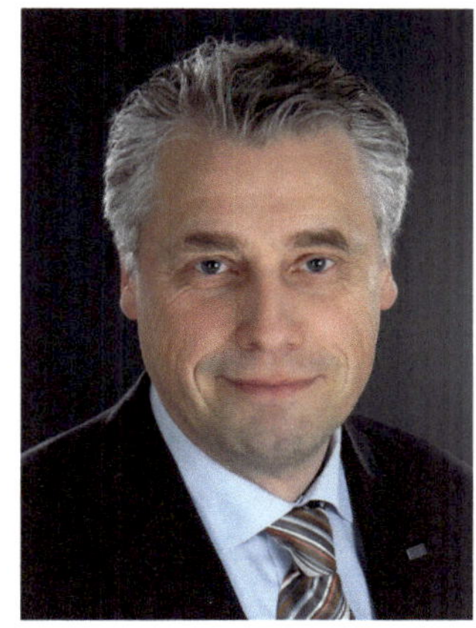
Prof. Dr. Friedrich Hubert Esser

Die Konvention der Vereinten Nationen über die Rechte von Menschen mit Behinderung hat diese Ausrichtung noch einmal geschärft, indem sie für konkrete Lebensbereiche Vorgaben setzt, Handlungsfelder identifiziert und zugleich die allgemeine Verpflichtung postuliert, „alle geeigneten Gesetzgebungs-, Verwaltungs- und sonstigen Maßnahmen zur Umsetzung der in diesem Übereinkommen anerkannten Rechte" zu treffen.

Berufsbildungsgesetz und Handwerksordnung bieten inklusionsorientierte Rechtsgrundlagen für die duale Ausbildung behinderter Menschen. Priorität hat die Ausbildung in anerkannten Ausbildungsberufen. Darüber hinaus enthalten die beiden Gesetze den Auftrag zur Anwendung von Nachteilsausgleich und das Instrument der Ausbildungsregelung für behinderte Menschen.

Bei der praktischen Umsetzung des Nachteilsausgleichs stellen sich oft Fragen wie z. B.:

- Was heißt Nachteilsausgleich konkret?
- Welche Möglichkeiten gibt es über die im Gesetz nur beispielhaft genannten hinaus?
- Welche Beeinträchtigungen und Einschränkungen können aus welchen Behinderungsarten entstehen, und wie können diese einzelfallbezogen angemessen berücksichtigt werden?
- Wie sehen Good-Practice-Beispiele aus?
- Wo findet man detaillierte Informationen und Ansprechpartner/-innen?

Dieses Handbuch greift diese Fragen auf und bietet anwendungsbezogene Lösungsvorschläge. Zugleich beinhaltet es praxisorientierte Erläuterungen und Hinweise auf weiterführende Informationsmöglichkeiten.

Es richtet sich an all jene, die mit der dualen Berufsausbildung behinderter Menschen betraut sind, insbesondere Mitarbeiterinnen und Mitarbeiter der zuständigen Stellen, Mitglieder von Berufsbildungsausschüssen und Prüfungsausschüssen, Ausbilderinnen und Ausbilder, Ausbildende.

Die Veröffentlichung stellt eine völlig überarbeitete Neuauflage der BIBB-Publikation „Nachteilsausgleich für behinderte Prüfungsteilnehmerinnen und Prüfungsteilnehmer – Handbuch mit Fallbeispielen und Erläuterungen für die Prüfungspraxis" dar, die aufgrund großer Nachfrage mehrfach nachgedruckt worden ist.

Die vorliegende Publikation legt einen neuen Schwerpunkt auf psychische Beeinträchtigungen, da diese in den letzten Jahren deutlich zugenommen haben und für alle an der Ausbildung Beteiligten besondere Herausforderungen darstellen.

Das Handbuch ist das Ergebnis der Zusammenarbeit von Sachverständigen innerhalb eines Projektbeirats unter Leitung des BIBB, das sowohl den einzelnen Personen als auch ihren Organisationen und Institutionen für ihre hohe Expertise und ihr großes Engagement ausdrücklich dankt:

Sonja Abend, Agentur für Arbeit Nürnberg

Nadine Athenstedt, Synapse Weimar

Claudia Frohnenberg, Bundesinstitut für Berufsbildung

Rainer Gaag, Vertreter der Bundesarbeitsgemeinschaft der Berufsbildungswerke

Andreas Herrmann, Industrie- und Handelskammer für München und Oberbayern

Annette Höinghaus, Bundesverband Legasthenie und Dyskalkulie

Stefan Langela, Förderberufskolleg Benediktushof Maria Veen

Dr. Peter Piasecki, CJD Christophorusschule Dortmund

Ute Sandtvos, Handwerkskammer Hildesheim-Südniedersachsen

Dr. Susanne Wagner, Forschungsstelle zur Rehabilitation von Menschen mit kommunikativer Behinderung an der Martin-Luther-Universität Halle-Wittenberg

Ulrich Wittwer, Sozialverband Deutschland

Mechthild Ziegler, LERNEN FÖRDERN-Bundesverband zur Förderung von Menschen mit Lernbehinderungen e. V.

Hartmut Zink, Bundesarbeitsgemeinschaft Wohnortnahe Berufliche Rehabilitationseinrichtungen

Moderiert und koordiniert wurde die Arbeit im Bundesinstitut für Berufsbildung durch *Kirsten Vollmer*.

Das Bundesinstitut für Berufsbildung verbindet mit der Veröffentlichung das Anliegen, die duale Berufsausbildung behinderter Menschen und deren Übergang in Arbeit und Beschäftigung zu fördern.

Prof. Dr. Friedrich Hubert Esser
Präsident

Teil I

Rechtliche Rahmenbedingungen

A Gesetzliche Grundlagen

B Auszüge aus ausgewählter einschlägiger Rechtsprechung

A Gesetzliche Grundlagen

Grundgesetz

Artikel 3

(3) Niemand darf wegen seines Geschlechtes, seiner Abstammung, seiner Rasse, seiner Sprache, seiner Heimat und Herkunft, seines Glaubens, seiner religiösen oder politischen Anschauungen benachteiligt oder bevorzugt werden. Niemand darf wegen seiner Behinderung benachteiligt werden.

Artikel 12

(1) Alle Deutschen haben das Recht, Beruf, Arbeitsplatz und Ausbildungsstätte frei zu wählen. Die Berufsausübung kann durch Gesetz oder auf Grund eines Gesetzes geregelt werden.

(2) Niemand darf zu einer bestimmten Arbeit gezwungen werden, außer im Rahmen einer herkömmlichen allgemeinen, für alle gleichen öffentlichen Dienstleistungspflicht.

****

Übereinkommen über die Rechte von Menschen mit Behinderungen (UN-Konvention)

Präambel

Die Vertragsstaaten dieses Übereinkommens …

e) *in der Erkenntnis*, dass das Verständnis von Behinderung sich ständig weiterentwickelt und dass Behinderung aus der Wechselwirkung zwischen Menschen mit Beeinträchtigungen und einstellungs- und umweltbedingten Barrieren entsteht, die sie an der vollen, wirksamen und gleichberechtigten Teilhabe an der Gesellschaft hindern, …

v) *in der Erkenntnis*, wie wichtig es ist, dass Menschen mit Behinderungen vollen Zugang zur physischen, sozialen, wirtschaftlichen und kulturellen Umwelt, zu Gesundheit und Bildung sowie zu Information und Kommunikation haben, damit sie alle Menschenrechte und Grundfreiheiten voll genießen können, …

haben Folgendes vereinbart:

Artikel 4 – Allgemeine Verpflichtungen

(1) Die Vertragsstaaten verpflichten sich, die volle Verwirklichung aller Menschenrechte und Grundfreiheiten für alle Menschen mit Behinderungen ohne jede Diskriminierung aufgrund von Behinderung zu gewährleisten und zu fördern. Zu diesem Zweck verpflichten sich die Vertragsstaaten,

a) alle geeigneten Gesetzgebungs-, Verwaltungs- und sonstigen Maßnahmen zur Umsetzung der in diesem Übereinkommen anerkannten Rechte zu treffen; ...

e) alle geeigneten Maßnahmen zur Beseitigung der Diskriminierung aufgrund von Behinderung durch Personen, Organisationen oder private Unternehmen zu ergreifen; ...

Artikel 24 – Bildung

(1) Die Vertragsstaaten anerkennen das Recht von Menschen mit Behinderungen auf Bildung. Um dieses Recht ohne Diskriminierung und auf der Grundlage der Chancengleichheit zu verwirklichen, gewährleisten die Vertragsstaaten ein integratives Bildungssystem auf allen Ebenen und lebenslanges Lernen mit dem Ziel, ...

b) Menschen mit Behinderungen ihre Persönlichkeit, ihre Begabungen und ihre Kreativität sowie ihre geistigen und körperlichen Fähigkeiten voll zur Entfaltung bringen zu lassen; ...

(2) Bei der Verwirklichung dieses Rechts stellen die Vertragsstaaten sicher, dass ...

d) Menschen mit Behinderungen innerhalb des allgemeinen Bildungssystems die notwendige Unterstützung geleistet wird, um ihre erfolgreiche Bildung zu erleichtern;

e) in Übereinstimmung mit dem Ziel der vollständigen Integration wirksame individuell angepasste Unterstützungsmaßnahmen in einem Umfeld, das die bestmögliche schulische und soziale Entwicklung gestattet, angeboten werden. ...

(5) Die Vertragsstaaten stellen sicher, dass Menschen mit Behinderungen ohne Diskriminierung und gleichberechtigt mit anderen Zugang zu allgemeiner Hochschulbildung, Berufsausbildung, Erwachsenenbildung und lebenslangem Lernen haben. Zu diesem Zweck stellen die Vertragsstaaten sicher, dass für Menschen mit Behinderungen angemessene Vorkehrungen getroffen werden.

Artikel 27 – Arbeit und Beschäftigung

(1) Die Vertragsstaaten anerkennen das gleiche Recht von Menschen mit Behinderungen auf Arbeit; dies beinhaltet das Recht auf die Möglichkeit, den Lebensunterhalt durch Arbeit zu verdienen, die in einem offenen, integrativen und für Menschen mit Behinderungen zugänglichen Arbeitsmarkt und Arbeitsumfeld frei gewählt oder angenommen wird. Die Vertragsstaaten sichern und fördern die Verwirklichung des Rechts auf Arbeit, einschließlich für Menschen, die während der Beschäftigung eine Behinderung erwerben, durch geeignete Schritte, einschließlich des Erlasses von Rechtsvorschriften, um unter anderem ...

d) Menschen mit Behinderungen wirksamen Zugang zu allgemeinen fachlichen und beruflichen Beratungsprogrammen, Stellenvermittlung sowie Berufsausbildung und Weiterbildung zu ermöglichen; ...

****

Gesetz zur Gleichstellung behinderter Menschen (Behindertengleichstellungsgesetz – BGG)

Abschnitt 2 – Verpflichtung zur Gleichstellung und Barrierefreiheit

§ 7 (2) Ein Träger öffentlicher Gewalt im Sinne des Absatzes 1 darf behinderte Menschen nicht benachteiligen. Eine Benachteiligung liegt vor, wenn behinderte und nicht behinderte Menschen ohne zwingenden Grund unterschiedlich behandelt werden und dadurch behinderte Menschen in der gleichberechtigten Teilhabe am Leben in der Gesellschaft unmittelbar oder mittelbar beeinträchtigt werden.

****

Berufsbildungsgesetz (BBiG)

§ 64 Berufsausbildung

Behinderte Menschen (§ 2 Abs. 1 Satz 1 des Neunten Buches Sozialgesetzbuch) sollen in anerkannten Ausbildungsberufen ausgebildet werden.

§ 65 Berufsausbildung in anerkannten Ausbildungsberufen

(1) Regelungen nach den §§ 9 und 47 sollen die besonderen Verhältnisse behinderter Menschen berücksichtigen. Dies gilt insbesondere für die zeitliche und sachliche Gliederung der Ausbildung, die Dauer von Prüfungszeiten, die Zulassung von Hilfsmitteln und die Inanspruchnahme von Hilfeleistungen Dritter wie Gebärdensprachdolmetscher für hörbehinderte Menschen.
(2) Der Berufsausbildungsvertrag mit einem behinderten Menschen ist in das Verzeichnis der Berufsausbildungsverhältnisse (§ 34) einzutragen. Der behinderte Mensch ist zur Abschlussprüfung auch zuzulassen, wenn die Voraussetzungen des § 43 Abs. 1 Nr. 2 und 3 nicht vorliegen.

§ 66 Ausbildungsregelungen der zuständigen Stellen

(1) Für behinderte Menschen, für die wegen Art und Schwere ihrer Behinderung eine Ausbildung in einem anerkannten Ausbildungsberuf nicht in Betracht kommt, treffen die zuständigen Stellen auf Antrag der behinderten Menschen oder ihrer gesetzlichen Vertreter oder Vertreterinnen Ausbildungsregelungen entsprechend den Empfehlungen des Hauptausschusses des Bundesinstituts für Berufsbildung. Die Ausbildungsinhalte sollen unter Berücksichtigung von Lage und Entwicklung des allgemeinen Arbeitsmarktes aus den Inhalten anerkannter Ausbildungsberufe entwickelt werden. Im Antrag nach Satz 1 ist eine Ausbildungsmöglichkeit in dem angestrebten Ausbildungsgang nachzuweisen.
(2) § 65 Abs. 2 Satz 1 gilt entsprechend.

****

Handwerksordnung (HwO)

§ 42k

Behinderte Menschen (§ 2 Abs. 1 Satz 1 des Neunten Buches Sozialgesetzbuch) sollen in anerkannten Ausbildungsberufen ausgebildet werden.

§ 42l

(1) Regelungen nach den §§ 38 und 41 sollen die besonderen Verhältnisse behinderter Menschen berücksichtigen. Dies gilt insbesondere für die zeitliche und sachliche Gliederung der Ausbildung, die Dauer von Prüfungszeiten, die Zulassung von Hilfsmitteln und die Inanspruchnahme von Hilfeleistungen Dritter, wie Gebärdendolmetscher für hörbehinderte Menschen.

(2) Der Berufsausbildungsvertrag mit einem behinderten Menschen ist in die Lehrlingsrolle (§ 28) einzutragen. Der behinderte Mensch ist zur Gesellenprüfung auch zuzulassen, wenn die Voraussetzungen des § 36 Abs. 1 Nr. 2 und 3 nicht vorliegen.

§ 42m

(1) Für behinderte Menschen, für die wegen Art und Schwere ihrer Behinderung eine Ausbildung in einem anerkannten Ausbildungsberuf nicht in Betracht kommt, trifft die Handwerkskammer auf Antrag der behinderten Menschen oder ihrer gesetzlichen Vertreter Ausbildungsregelungen entsprechend den Empfehlungen des Hauptausschusses des Bundesinstituts für Berufsbildung. Die Ausbildungsinhalte sollen unter Berücksichtigung von Lage und Entwicklung des allgemeinen Arbeitsmarktes aus den Inhalten anerkannter Ausbildungsberufe entwickelt werden. Im Antrag nach Satz 1 ist eine Ausbildungsmöglichkeit in dem angestrebten Ausbildungsgang nachzuweisen.

(2) § 42l Abs. 2 Satz 1 gilt entsprechend.

****

Empfehlung des Hauptausschusses des Bundesinstituts für Berufsbildung zur Berücksichtigung besonderer Belange Behinderter bei Zwischen-, Abschluss- und Gesellenprüfungen vom 24. Mai 1985

1. Nach § 13 Abs. 4 der Musterprüfungsordnung für die Durchführung von Abschluss- bzw. Gesellenprüfungen sind die besonderen Belange der körperlich, geistig und seelisch Behinderten bei der Prüfung zu berücksichtigen. Diese Empfehlung soll Hinweise geben, wie der o.g. Prüfungsvorschrift Rechnung getragen werden kann.
2. Die Empfehlung soll von den zuständigen Stellen (einschließlich der Innungen im Handwerk), ihren Prüfungsausschüssen und allen übrigen am Ausbildungsgeschehen Beteiligten berücksichtigt werden.
3. Bei der Anmeldung zur Prüfung ist auf das Vorliegen einer Behinderung hinzuweisen, wenn diese bei der Durchführung der Prüfung berücksichtigt werden soll.
4. Die Feststellung, dass eine zu berücksichtigende Behinderung vorliegt, erfolgt durch die zuständige Stelle, bei erst später gegebenem Hinweis durch den Prüfungsausschuss. Grundlage für diese Feststellung können u.a. ärztliche und psychologische Stellungnahmen sowie andere differenzierte Befunde amtlicher Stellen, wie z.B. die der Träger der beruflichen Rehabilitation sein.
5. Bei der Vorbereitung der Prüfung wird festgelegt, durch welche besonderen Maßnahmen die Belange des Behinderten berücksichtigt werden.
6. Die besonderen Maßnahmen dürfen lediglich die behinderungsbedingte Benachteiligung ausgleichen. Die Prüfungsanforderungen dürfen dadurch qualitativ nicht verändert werden.
7. Um die Belange der Behinderten bei der Durchführung der Prüfung zu berücksichtigen, kommen in Betracht:
   7.1 eine besondere Organisation der Prüfung, z.B. :
   - Prüfung ganz oder teilweise am eigenen Arbeitsplatz;
   - Einzel- statt Gruppenprüfung.

   7.2 eine besondere Gestaltung der Prüfung, z.B.
   - Zeitverlängerung;
   - angemessene Pausen;
   - Änderung der Prüfungsformen;
   - Abwandlung der Prüfungsaufgaben;
   - zusätzliche Erläuterung der Prüfungsaufgaben.

   7.3 die Zulassung spezieller Hilfen, z.B. :
   - größere Schriftbilder;
   - Anwesenheit einer Vertrauensperson;
   - Zulassung besonders konstruierter Apparaturen;
   - Einschaltung eines Dolmetschers.
8. Bei der Zwischenprüfung sollte bereits erprobt werden, in welcher Weise Behinderungen im Einzelfall bei der Abschluss- bzw. Gesellenprüfung zu berücksichtigen sind.
9. Diese Empfehlung gilt für die Abschluss- und Gesellenprüfungen sowie für Prüfungen gemäß §§ 48, Abs. 2, 44 Berufsbildungsgesetz bzw. §§ 42 b Abs. 2, 41 Handwerksordnung. Für Zwischenprüfungen gilt diese Empfehlung sinngemäß.

B Auszüge aus ausgewählter, einschlägiger Rechtsprechung

- … Doch bezeichnet Behinderung nicht nur ein bloßes Anderssein, das sich für den Betroffenen häufig erst im Zusammenwirken mit entsprechenden Einstellungen und Vorurteilen im gesellschaftlichen Umfeld nachteilig auswirkt, bei einer Veränderung dieser Einstellungen die Nachteilswirkung aber auch wieder verlieren kann. Behinderung ist vielmehr eine Eigenschaft, die die Lebensführung für den Betroffenen im Verhältnis zum Nichtbehinderten unabhängig von einem solchen Auffassungswandel grundsätzlich schwieriger macht.
- … Vielmehr kann eine Benachteiligung auch bei einem Ausschluss von Entfaltungs- und Betätigungsmöglichkeiten durch die öffentliche Gewalt gegeben sein, wenn dieser nicht durch eine auf die Behinderung bezogene Förderungsmaßnahme hinlänglich kompensiert wird. Wann ein solcher Ausschluss durch Förderungsmaßnahmen so weit kompensiert ist, dass er nicht benachteiligend wirkt, lässt sich nicht generell und abstrakt festlegen. Ob die Ablehnung einer vom Behinderten erstrebten Ausgleichsleistung und der Verweis auf eine andere Entfaltungsalternative als Benachteiligung anzusehen sind, wird regelmäßig von Wertungen, wissenschaftlichen Erkenntnissen und prognostischen Einschätzungen abhängen.
- Nur aufgrund des Gesamtergebnisses dieser Würdigung kann darüber befunden werden, ob eine Maßnahme im Einzelfall benachteiligend ist …

(Bundesverfassungsgericht (BVerfG), Beschluss vom 08.10.1997 – 1 BvR 9/97, BVerfGE 96, 288–315, zum Verbot der Benachteiligung Behinderter (Art. 3 Abs. 3 Satz 2 Grundgesetz) im Bereich des Schulwesens)

- Bei der Gewährung von Prüfungserleichterungen zum Ausgleich von Behinderungen steht der Prüfungsbehörde kein Beurteilungs- oder Ermessensspielraum zu.
- Art und Umfang der Erleichterungen sind danach auszurichten, dass die Beeinträchtigung voll ausgeglichen wird. Vergleichsmaßstab sind insoweit die Prüfungsbedingungen der nicht behinderten Mitprüflinge.

(Verwaltungsgerichtshof Baden-Württemberg, Beschluss vom 26.08.1993 – 9 S 2023/93, NVwZ 1994, 598–600)

- Die besonderen Belange Behinderter sind in der Abschlussprüfung von Amts wegen zu berücksichtigen. Ein Verzicht auf Prüfungserleichterung wäre unwirksam.

(Verwaltungsgericht Bremen, Urteil vom 25.11.1981 – 1 A 170/81, EzB, § 38 BBiG, Nr. 13)

- Die in der Prüfungsordnung vorgesehene besondere Berücksichtigung von Belangen körperlich, geistig oder seelisch behinderter Prüfungsteilnehmerinnen und Prüfungsteilnehmer berechtigt nicht dazu, geringere Leistungen als in den Prüfungsanforderungen vorgesehen oder eine günstigere Beurteilung der Prüfungsleistungen zu verlangen.

(Verwaltungsgerichtshof Baden-Württemberg, Urteil vom 31.03.1977 – X 1570/85, EzB, § 38 BBiG, Nr. 7)

Teil II

Orientierungshilfe

Diese Orientierungshilfe zeigt Erfahrungswerte für die Anwendung unterschiedlicher konkreter Nachteilsausgleiche bei verschiedenen Behinderungen. Die Seitenzahlen führen zu entsprechenden Erklärungen sowie zu passenden Fallbeispielen.

Die Orientierungshilfe kann Sie bei der Entscheidung über individuell passende Nachteilsausgleiche unterstützen. Sie kann jedoch kein Ersatz sein für die Auseinandersetzung mit den spezifischen Funktionseinschränkungen einer Person. Keine Behinderung gleicht der anderen, und viele Krankheiten und Behinderungen führen zu mehreren Funktionseinschränkungen. Bei der Gewährung von Nachteilsausgleich handelt es sich daher immer um eine Einzelfallbetrachtung.

Zur praktischen Handhabung finden Sie diese Orientierungshilfe aufklappbar im Einband.

	Anpassungen der …																		
	Zeitstruktur		Räumlichkeiten				Aufgabenstellung					Technische Hilfen			Personelle Unterstützung				
Einschränkungen	Zeitverlängerung	flexible Pausen	separater Raum	gewohnte Umgebung	barrierefreier Raum	Sanitär- und Versorgungs-möglichkeiten	Anpassung des Sprachniveaus	mündlich/schriftlich flexibel handhaben	Aufgaben vorlesen	Aufgaben erklären	Antworten protokollieren	Digitalisierung	Technische Hilfsmittel	Spezielle Möbel	Assistenz, Hilfskraft	Gebärdensprach-dolmetscher/-in	vertraute Person	Einschränkungen: kurz erklärt	ausführlicher
Beweglichkeit	28, 29, 70, (80), 86, 87, 88, 89, 90, 91, 92, 93	29, 70, 71, 86, 92, 93	86, 87, 89, 93	29, 65, 66, 67, 86, 91, 92, 93	29, 67, 80, 87	29, 67, (80), 87	66, 88, 93	66, 88	66	66, 86		29, 67, (80), 86, 87, 89, 90, 91,	29, 65, 67, 69, (80), 86, 87, 89, 90, 91, 93	67, 91	29, 67, (80), 86, 87, 89	93	29, 66, 67, 93	Einschränkungen der Beweglichkeit, z. B. einzelner Gliedmaßen, Lähmungen, Spastik usw.	28–29, 65–72, (80), 86, 87–93
Sehen	19, 20, 70, 75, 76, 77, 78, 79, 86	20, 70, 71, 86	20, 76, 77, 86	65, 66, 67, 75, 76, 78, 79, 86			66	66, 79	19, 66, 75, 76	66, 76, 86	76, 77, 78,	19, 20, 66, 69, 75, 76, 77, 78, 79, 86	19, 20, 65, 66, 69, 75, 76, 77, 78, 79, 86		19, 67, 76, 78, 86		20, 66, 67, 79	Einschränkungen in Sehen, Blindheit, visuelle Wahrnehmungsstörungen usw.	19–20, 65–72, 75–79, 86
Hören	22, 23, 69, 70, 72, 80, 81, 82, 86, (87), 93	70, 71, 72, 86, 93	81, 82, 86	22, 65, 66, 67, 72, 81, 86, 93	80, 87	80, (87)	22, 23, 66, 69, 72, 81, 82, 93	22, 66, 67, 71	66	22, 66, 86	80	23, 66, 67, 72, 80, 81, (87)	21, 23, 65, 66, 67, 69, 71, 72, 80, 82, 86, (87), 93		66, 67, 80, 86, (87)	22, 23, 66, 71, 72, 81, 82, 93	23, 66, 67, 72, 81, 93	v. a. Schwerhörigkeit, Gehörlosigkeit, auditive Wahrnehmungs- und Verarbeitungsstörungen (AVWS)	21–23, 39, 65–72, 80–82, 86, (87), 93
Sprache	23, 24, 25, 70, 88, 96, 97, 98, 99, 101, 102, 103, 108, 114, 129	70, 71, 101, 102, 114, 129	99, 114	65, 66, 67, 96, 97, 101, 108, 112, 129			23, 24, 66, 108, 114, 129	24, 25, 66, 112	24, 25, 66, 99, 103	24, 66, 99	25, 103	23, 24, 25, 108	23, 24, 65, 69, 108, 129		67, 108	23,	23, 66, 67, 96, 97, 98, 99, 101, 102, 103, 108, 112, 114, 129	Einschränkungen des Wortschatzes und der Grammatik-Kenntnisse	21, 23, 24–25, 54–57, 65–72, 98–99, 103, 108, 114, 129
Sprechen	24, 25, 40, 44, 69, 70, 72, 81, 82, 88, 93, 96, 99, 105, 128	40, 44, 70, 71, 72, 93, 96, 105	40, 44, 81, 82, 99, 103	65, 66, 67, 72, 81, 93, 96, 112, 128			24, 40, 66, 69, 72, 81, 82, 88, 93, 128	24, 40, 43, 44, 66, 67, 71, 88, 99, 105	24, 66, 96	24, 66, 96, 128		24, 66, 67, 72	24, 65, 66, 67, 69, 71, 72, 82, 93, 128		66, 67	66, 71, 81, 82, 93	40, 43, 44, 66, 67, 72, 93, 96, 99, 103, 112	Einschränkungen bei der Aussprache	21, 24–25, 39–40, 43–44, 61–62, 65–72, 81–82, 88, 93, 96, 99, 103, 105, 128
Lesen, Schreiben, Rechnen	23, 24, 56, 59, 70, 99, 100, 101, 102, 118, 119, 120, 121, 122, 124, 125	56, 59, 70, 71, 101, 102, 120	99, 100, 102, 118, 119, 122, 123	65, 66, 67, 94, 101, 120, 126			23, 24, 66, 101, 102, 120, 121, 124, 125	24, 56, 59, 66, 99, 123	24, 56, 59, 66, 94, 99, 100, 101, 118, 119, 120, 121, 122, 126	24, 56, 59, 66, 99, 102, 118, 120, 124, 125, 126	100, 119, 121, 122	23, 24, 56, 59, 70, 101, 123	23, 24, 55, 56, 58, 59, 65, 69, 70, 101, 123, 124, 125	120	56, 67, 101, 121, 123	23	23, 56, 59, 66, 67, 99, 100, 101, 102, 113, 119, 120, 122, 125	auch „Legasthenie" bzw. „Dyskalkulie", Einschränkungen beim sinnerfassenden Lesen, orthografischen Schreiben bzw. Rechnen	23–24, 54–60, 61–62, 65–72, 94, 99, 100–102, 118–126,
Denken, Lernen	23, 32, 52, 53, 69, 70, 94, 96, 97, 98, 99, 100, 101, 102, 103, 104, 106, 113, 114, 126, 127, 130, 131	32, 52, 53, 70, 71, 95, 96, 101, 102, 114, 117	98, 99, 100, 102, 103, 104, 106, 114, 117	32, 52, 53, 65, 66, 67, 94, 95, 96, 97, 101, 106, 107, 126, 127			23, 32, 66, 69, 94, 96, 97, 101, 102, 114, 126, 127	53, 66, 107, 117, 129	66, 94, 96, 99, 100, 101, 103, 104, 126	32, 66, 94, 96, 97, 99, 102, 104, 126	100, 103	23, 32, 101	23, 32, 52, 53, 65, 101, 104		67, 101	23	23, 32, 52, 53, 66, 67, 94, 95, 96, 97, 98, 99, 100, 101, 102, 103, 104, 106, 114, 126, 127	auch „Lernbehinderung", Einschränkung der Informationsaufnahme und -verarbeitung	23, 30–32, 39, 51–53, 61–62, 65–72, 94–104, 106–107, 113–114, 117, 126–127, 129–131
Emotion, Verhalten	23, 29, 33, 38, 40, 42, 44, 46, 48, 50, 52, 53, 56, 59, 70, 72, 84, 92, 96, 97, 104, 110, 111, 112, 113, 114, 116, 122, 125, 127, 130, 131	29, 38, 40, 42, 44, 46, 48, 50, 52, 53, 56, 59, 67, 70, 71, 72, 84, 92, 95, 110, 111, 114, 116, 117, 131	38, 40, 42, 44, 46, 48, 67, 84, 104, 110, 111, 114, 115, 116, 117, 122	29, 52, 53, 65, 66, 67, 72, 92, 95, 96, 97, 110, 112, 114, 116, 127	29	84	23, 66, 72, 84, 96, 97, 110, 114, 125, 127	38, 40, 44, 46, 53, 56, 59, 66, 112, 115, 117, 130	56, 59, 66, 110, 112, 114, 122	56, 59, 66, 97, 110, 125		23, 29,56, 59, 72, 84	23, 29, 38, 42, 52, 53, 55, 56, 58, 59, 65, 72, 84, 125	29, 110	56, 67	23, 29	23, 33, 38, 40, 42, 44, 46, 48, 50, 52, 53, 56, 59, 66, 67, 72, 84, 95, 96, 97, 104, 110, 111, 112, 114, 115, 116, 122, 125, 127, 130	z. B. Angst, Panikattacken, stressbedingte Blockaden	23, 33–34, 37–50, 51–62, 65–72, 92, 95–97, 104, 110–117, 122, 125, 127, 130–131
Ausdauer, Konzentrations-fähigkeit	23, 32, 33, 42, 48, 50, 52, 53, 56, 59, 69, 70, 84, 93, 96, 97, 99, 101, 102, 104, 108, 113, 114, 117, 122, 129, 131, 132	32, 42, 48, 50, 52, 53, 56, 59, 67, 70, 71, 84, 92, 93, 95, 96, 101, 102, 114, 117, 129, 131, 132	42, 48, 67, 93, 99, 102, 104, 114, 116, 122	32, 52, 53, 65, 66, 67, 84, 92, 95, 96, 101, 108, 114, 116, 127, 129			23, 32, 66, 69, 97, 101, 102, 108, 114, 129	53, 56, 59, 66, 99	56, 59, 66, 96, 101, 104, 114, 122	32, 56, 59, 66, 96, 97, 102, 104		23, 32, 56, 59, 101, 108	23, 32, 42, 52, 53, 55, 56, 58, 59, 65, 101, 104, 108, 129	117	56, 67, 101, 108	23	23, 32, 33, 42, 48, 50, 52, 53, 56, 59, 66, 67, 95, 96, 97, 99, 101, 102, 104, 108, 114, 116, 122, 127, 129	Einschränkungen von Konzentrationsvermögen und Ausdauer, körperliche Belastbarkeit	23, 30–34, 41–42, 47–62, 65–72, 84, 93, 95–98, 101–102, 104, 108, 114, 116–117, 122, 127, 129, 131–132
Sozialverhalten	33, 36, 38, 42, 44, 46, 48, 52, 53, 70, 72, 95, 106, 107, 108, 109, 116, 128, 129	36, 38, 42, 44, 46, 48, 52, 53, 67, 70, 71, 107, 116, 117, 129	35, 36, 38, 42, 44, 46, 48, 67, 98, 106, 107, 109, 117	52, 53, 65, 66, 67, 72, 106, 107, 108, 109, 116, 128, 129			35, 36, 66, 72, 107, 108, 128, 129	36, 38, 43, 44, 46, 53, 66, 67, 106, 107, 108, 109, 117, 129, 130	66	66, 128		36, 66, 67, 72, 106, 107, 108, 109	36, 38, 42, 52, 53, 65, 66, 67, 72, 106, 107, 108, 109, 128, 129		66, 67, 106, 107, 108		33, 36, 38, 42, 43, 44, 46, 52, 53, 66, 67, 72, 98, 106, 107, 108, 109, 129	Einschränkungen der Kontaktfähigkeit, z. B. bei Autismus oder Mutismus	23–24, 33–38, 41–48, 51–53, 61–62, 65–72, 98, 106–109, 116–117, 128–129
Weiteres	27, 69, 70, 80, 83, 84, 85, (87), 117, 131, 132	27, 70, 71, 83, 84, 85, 117, 131, 132	83, 84,	65, 66, 67, 84, 131, 132	67, 80, 87, 131	27, 67, 80, 83, 84, 85, (87), 131, 132	66, 69, 84	66	66	66		80, 84, (87)	65, 80, 84, (87)	117	67, 80, (87)		66, 67, 84	z. B. Tinnitus, Herzfehler …	26–27, 61–62, 65–72, 80, 83–85, (87), 117, 131–132

Teil III

Ausgewählte Behinderungsarten

- Blindheit/Sehbehinderungen
- Hörschädigung/Gehörlosigkeit und Sprachbehinderungen
- Internistische/chronische Erkrankungen
- Körperbehinderungen
- Lernbehinderungen
- Psychische Behinderungen
- Teilleistungsstörungen
  - Lese-/Rechtschreibstörung (Legasthenie)
  - Rechenstörung (Dyskalkulie)
- Klassifikationssysteme (ICD-10, ICF und DSM-V)

Blindheit/Sehbehinderungen

Die Sehleistung setzt sich aus verschiedenen Modalitäten zusammen. Die wichtigsten sind die Sehschärfe und das Gesichtsfeld. Dazu kommen das Farbensehen, das Sehen bei Dämmerung und bei Nacht, das Stereo- oder Tiefensehen sowie die Fähigkeit, bei schlechtem Kontrast zu sehen (Kontrast Sensitivity). Die Beweglichkeit der Augen kann gestört sein (Motilität). Hirnschädigungen können zu sogenannten Cerebral Visual Impairments (CVI) führen, durch die Funktionen der Bildverarbeitung wie Formkonstanz, Größenkonstanz oder Helligkeitskonstanz gestört werden. Je nach zugrunde liegender Erkrankung können die Symptome und die Auswirkungen auf die Sehleistung in Beruf und Alltag sehr unterschiedlich sein:

- Eine isolierte Verringerung der Sehschärfe führt dazu, dass vor allem Texte und Gesichter nur eingeschränkt erkannt werden; die Orientierung im Raum und die sichere Mobilität sind jedoch erst im fortgeschrittenen Stadium beeinträchtigt.
- Das Gesichtsfeld kann auf unterschiedlichste Weise beeinträchtigt sein. Ein zentraler Ausfall (Skotom) kann dazu führen, dass die Sehschärfe reduziert ist und Gegenstände im Alltag trotz guten Überblicks übersehen werden. Eine Einschränkung des Gesichtsfeldes kann bei voll erhaltener Sehschärfe zu extremen Orientierungsproblemen (auch beim Lesen) führen. Komplette halbseitige Ausfälle auf einem oder beiden Augen können bei voller Sehschärfe die Wahrnehmung und vor allem das Lesen stark beeinträchtigen.
- Neben der totalen Farbenblindheit führen vor allem die Rot-Grün-Schwäche und die Blau-Gelb-Schwäche zu Beeinträchtigungen der Sehleistung. Sie können sich z. B. auf die Fähigkeit auswirken, bunte Schrift auf buntem Hintergrund (schriftliche Prüfungsaufgaben) oder braune Flecken auf grünem Gemüse (praktische Prüfungen Ernährung und Hauswirtschaft) zu erkennen.
- Die Nachtblindheit in ihren unterschiedlichen Ausprägungsgraden tritt selten isoliert auf. Sie ist in der Regel verbunden mit einer reduzierten Sehschärfe und/oder reduziertem Gesichtsfeld und kann mit einer erhöhten Blendempfindlichkeit verbunden sein. In jedem Fall macht sie die Anpassung der Beleuchtung zur Optimierung der Sehleistung erforderlich.
- Die Sehschärfe wird beim Augenarzt immer unter optimalen Kontrast- und Beleuchtungsbedingungen gemessen. Bei manchen Menschen nimmt die Sehschärfe jedoch nicht linear zum Kontrast ab, sondern sie bricht ab einer individuell unterschiedlichen Schwelle ein. Eine reduzierte Sehschärfe bei geringem Kontrast ist bei der Gestaltung schriftlicher Prüfungsaufgaben sowie bei praktischen Prüfungen zu berücksichtigen.
- Störungen der Beweglichkeit oder der Stellung der Augen führen in der Regel zu einer Reduzierung der Sehleistung. So kann das Schielen bei Kindern zur praktischen Erblindung eines Auges führen, ohne dass eine organische Schädigung vorliegt. Die Störung der Beweglichkeit der Augen kann zu Doppelbildern oder zum sogenannten Augenzittern (Nystagmus) führen, was sich unter Stress verstärken und zu einer weiteren Reduzierung der Sehschärfe führen kann.

- Das räumliche oder Stereosehen, d. h. die Fähigkeit, die absolute Entfernung eines Gegenstandes in unmittelbarer Umgebung zu bestimmen, kann auch bei zwei völlig gesunden Augen gestört sein. Das Gehirn muss die Bilder der beiden Augen miteinander vergleichen. Eine Störung des räumlichen Sehens kann zu Problemen bei praktischen Tätigkeiten im Greifraum führen.
- Der Begriff „cerebral bedingte Sehbehinderungen“ umfasst alle weiteren Formen der Beeinträchtigung der Sehleistung, die durch Hirnschädigungen hervorgerufen werden können, bis hin zu der Unfähigkeit, Bilder, die das Auge sieht, mit Bildern zu vergleichen, die im Gehirn gespeichert sind, sodass wahrgenommene Gegenstände nicht benannt werden können.
- Zu Sehbehinderung und Blindheit liegen unterschiedliche Definitionen vor. So bezeichnet die Weltgesundheitsorganisation (WHO) eine wesentlich größere Gruppe von Menschen als blind, als dies nach deutschen Definitionen der Fall ist. Herangezogen werden könnte die schulrechtliche Definition, die sozialrechtliche oder auch die medizinische, nach der Blindheit (Amaurose) erst bei völliger Lichtlosigkeit vorliegt.
- In der Ausbildungs- und Prüfungspraxis ist im Wesentlichen von Bedeutung, ob die schriftlichen Unterlagen – auch mit Zeitverlängerung und Hilfsmitteln – noch visuell bearbeitet werden können oder ob eine Bearbeitung nur mithilfe von Brailleschrift, einer elektronischen Sprachausgabe oder einer Vorlesekraft möglich ist.

Die zuständigen Stellen/die Prüfungsausschüsse sollten in ihrer Kompetenz hinsichtlich der Anpassung der Prüfungsbedingungen sowie der Entscheidung über individuellen Prüfungshilfen gestärkt werden, um den Nachteilsausgleich ordnungsgemäß zu gewähren.

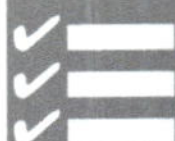

Je nach Einzelfall sollen folgende Nachteilsausgleiche geprüft werden:

- Vorgespräche mit Ausbilderinnen/Ausbildern des Prüflings, um eine bedarfsgerechte Prüfung zu gestalten (ggf. Einblick in Förderpläne)
- Die erforderlichen Hilfsmittel sollen am Prüfungsort bereitgestellt werden. Sie sollen denjenigen entsprechen, die die Auszubildenden zu nutzen gewohnt sind (insbesondere bestimmte technische Hilfen erfordern eine umfangreiche Einweisung und Übungszeit).
- Separater Raum
- Die Prüfungsaufgaben sollen in einer Form bereitgestellt werden, die vom Prüfling zügig bearbeitet werden kann (barrierefreie Gestaltung der Unterlagen). Erfordernisse der Hilfsmitteltechnik sind zu berücksichtigen.
- Es kann eine Einzel- statt einer Gruppenprüfung erwogen werden.
- Zeitzugaben sollten im Einzelfall in Abhängigkeit von der Beeinträchtigung der Sehleistung und der eingesetzten Hilfsmitteltechnik ermittelt und mit dem Prüfungsausschuss abgestimmt werden.
- Ausbilder/-innen und/oder Lehrkräfte sollten nach Absprache als Betreuungspersonen an der Prüfung teilnehmen können.
- Ausreichend lange Pausen sollten im Einzelfall entsprechend den Empfehlungen der Ausbilderin/des Ausbilders ermöglicht werden.

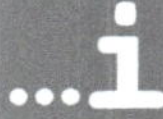

Weiterführende Informationen

- Denninghaus, Erwin; Kuck, Alfred: Die Gestaltung von Bildschirmarbeitsplätzen für Sehbehinderte. In: Low Vision Interdisziplinär – Teil III, Beiheft zur Zeitschrift blind – sehbehindert des Verbandes für Blinden- und Sehbehindertenpädagogik (VBS), Ausgabe 3/2000, S. 96–102.
- Hammerstein, Wolfgang: Rehabilitation in der Augenheilkunde. Bücherei des Augenarztes, Heft 96, Enke 1983.
- Kuck, Alfred: Arbeitsplatzgestaltung für Sehbehinderte – Interdisziplinäre Zusammenarbeit in der Praxis. www.lwl.org/LWL/Jugend/bbw-soest/bildung-und-beratung/beratung_diagnostik/das-auge (Stand: 21.08.2013)
- Lammert, Kai: Ein Fallbeispiel für begleitende Hilfen im Arbeitsleben bei blinden und sehbehinderten Arbeitnehmern. www.lwl.org/LWL/Jugend/bbw-soest/bildung-und-beratung/beratung_diagnostik/hilfsmittelberatung/fallbeispiel-begleitende-hilfen-am-arbeitsplatz (Stand: 21.08.2013)
- Verband für Blinden- und Sehbehindertenpädagogik e. V. (VBS), www.vbs-gs.de
- Wiese, Erich: Barrierefrei arbeiten – Ein Fallbeispiel. www.lwl.org/LWL/Jugend/bbw-soest/bildung-und-beratung/beratung_diagnostik/hilfsmittelberatung/fallbeispiel-barrierefrei-arbeiten (Stand: 21.08.2013)

Hörschädigung/Gehörlosigkeit und Sprachbehinderungen

Hörschädigung/Gehörlosigkeit

Eine Hörschädigung oder Beeinträchtigung der auditiven Wahrnehmung hat vor allem sehr große Auswirkungen auf die sprachliche Entwicklung. Aus dieser Entwicklungsverzögerung oder -störung resultieren entsprechende Folge- und Begleiterscheinungen, wie z. B.: eingeschränkter Wortschatz, Wahrnehmung und Verfügbarkeit von Sprache sowie der Kommunikation.

Die Sprachaufnahme ist beeinträchtigt. Dadurch kommt es zu Verzögerungen im Spracherwerb, zu Einschränkungen im passiven und aktiven Sprachbesitz. Grammatikalische Formen und Satzstrukturen werden lückenhaft bzw. fehlerhaft erworben und wirken sich negativ auf das Sprachverständnis sowie auf den mündlichen und schriftlichen Sprachgebrauch aus. Die Sinnentnahme aus Texten und das Sprachverstehen sind eingeschränkt.

Die wichtigsten bestimmenden Faktoren für die Folgen einer Hörschädigung sind:

- der Beginn der Hörschädigung (Alter, in dem die Schädigung eintritt),
- die Art und der Grad der Hörschädigung,
- die Versorgung mit technischen Hilfen,
- der Beginn und die Art der Fördermaßnahmen wie Hörerziehung mit Wahrnehmungslernen, Spracherwerb, Artikulation, taktiles Empfinden und rhythmisch-musikalische Erziehung,
- die Kommunikation und die Spracherfahrung,
- das Lern- und Leistungsverhalten.

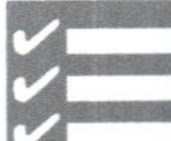

Je nach Einzelfall sollen folgende Nachteilsausgleiche geprüft werden:

- Vorgespräche mit Ausbilderinnen/Ausbildern des Prüflings, um eine bedarfsgerechte Prüfung zu gestalten (ggf. Einblick in Förderpläne).
- Die Prüfung kann in der eigenen Ausbildungsstätte (praktische Prüfung) bzw. zuständigen Berufsschule (theoretische Prüfung) stattfinden.
- Die Hinzuziehung einer berufsspezifisch geeigneten Betreuungsperson, z. B. einer/eines Ausbilderin/Ausbilders oder einer Berufsschullehrkraft, die/der mit den Kommunikationsmitteln Hör- und Sprachgeschädigter vertraut ist (Gebärden in LBG: lautsprachbegleitende Gebärdensprache – orientiert sich an deutscher Grammatik – oder in DGS: Deutsche Gebärdensprache – andere Grammatik als Lautsprache), Absehen, deutliche Artikulation.
- Textoptimierung der Prüfungsfragen in eine Hörgeschädigten angemessene und gewohnte Sprache,
- Erklärung der Prüfungsfragen durch erläuternde Zeichnungen,
- Ergänzung oder Ersetzung der mündlichen Prüfung durch schriftliche Befragung (textoptimiert),
- bei Bedarf Einzelprüfung oder
- Zeitverlängerung.

Bei sehr vielen Auszubildenden liegen zusätzlich zu der Hörschädigung unterschiedlichste Sekundärbehinderungen vor, die ebenfalls Konsequenzen für die Prüfungsorganisation haben.

Zusätzlich **lernbehinderte** Prüfungsteilnehmer/-innen haben sehr oft Teilausfälle im kognitiven Bereich (z. B.: ausgeprägte Lese-/Rechtschreibstörung, Rechenstörung, Blockierungen in Theorie und Praxis – häufig aufgrund emotionaler Störungen wie z. B. Ängste, Konzentrationsstörungen).

Gebärdensprache in der mündlichen Prüfung, der Präsentation und dem Fachgespräch

Es gibt unterschiedliche Formen der Gebärdensprache. Die lautsprachbegleitende Gebärdensprache (LBG) und die Deutsche Gebärdensprache (DGS) sind die bekanntesten. Außerdem sind große regionale Unterschiede, vergleichbar mit Dialekten, vorhanden. Gehörlose Menschen lernen Deutsch wie eine Fremdsprache, da ihre Muttersprache die Gebärdensprache ist.

Beachtet werden muss auch, dass hörbehinderte Menschen im Durchschnitt einen geringeren Wortschatz und einen unterschiedlich weit ausgeprägten Gebärdenwortschatz haben. Deshalb muss die Gebärdensprachkompetenz eines hörgeschädigten Prüflings vor der Prüfung bekannt und die Auswahl der Dolmetscherin/des Dolmetschers bzw. der Sprachmittler darauf abgestimmt sein.

Bei den Dolmetscherinnen/Dolmetschern muss eine gewisse Fachkompetenz und Kenntnis der in der Region benutzten Fachgebärden vorhanden sein.

Anstelle von Gebärdensprachdolmetscherinnen/Gebärdensprachdolmetschern können gehörlose Menschen auch auf gebärdenkompetente Ausbilder/-innen oder Lehrkräfte zurückgreifen. Unter fachlichen Gesichtspunkten ist dies häufig sehr sinnvoll.

Die Prüfungsteilnehmer/-innen sollten die Dolmetscher/-innen vor der Prüfung kennenlernen und sie als für sich geeignet bestätigen.

Im Vorfeld der Prüfung sollte geklärt werden, ob ein Dolmetschereinsatz notwendig ist.

Für lernbehinderte hörgeschädigte Menschen kann zusätzlich eine Vertrauensperson an der Prüfung teilnehmen.

Prüfungsausschuss

Die zuständigen Stellen/die Prüfungsausschüsse sollten in ihrer Kompetenz hinsichtlich der Anpassung der Prüfungsbedingungen sowie der Entscheidung zu individuellen Prüfungshilfen gestärkt werden, um den Nachteilsausgleich ordnungsgemäß zu gewähren.

Zeitverlängerung

Für das Lesen und Verstehen langer Textpassagen und das selbstständige Formulieren von Texten brauchen hörgeschädigte Menschen länger, was in der Prüfung zu berücksichtigen ist.

Textoptimierung

Der schriftliche Teil der Prüfungen muss mit den Methoden der Textoptimierung dem schriftsprachlichen Wortschatz der Hörgeschädigten angepasst werden.

Sprachbehinderungen

Sprachbehinderungen können entstehen

- **als Folge von Störungen der Sprachentwicklung (z. B. Umschriebene Sprachentwicklungsstörung, USES) oder frühkindlichen Hirnschäden,**
- **als Folge von sensorischen Einschränkungen (z. B. Hörbehinderung, vgl. 21–23) oder**
- **durch Krankheiten oder Unfälle (z. B. Schädigung der Sprech- bzw. Sprachzentren im Gehirn – Aphasien).**

Sprachbehinderungen können das Sprechen und die Sprache betreffen.

Bei **Sprechstörungen** (ICD: F80.0) ist die Aussprache beeinträchtigt. Man unterscheidet vor allem

- Artikulationsstörungen wie das Weglassen oder Ersetzen von Lauten,
- Redeflussstörungen wie beispielsweise Stottern, Poltern oder Mutismus (psychisch bedingte Unfähigkeit zu sprechen, vgl. S. 39–40; 43–44) und
- Stimmstörungen wie beispielsweise Fistelstimme nach unvollständigem Stimmbruch.

Sprechstörungen können bei vollständig ausgebildetem Sprachvermögen (Wortschatz und Grammatik) auftreten. Sie sind aber oft kombiniert mit Sprachstörungen, das heißt mit Einschränkungen beim grammatikalisch und inhaltlich korrekten Produzieren von sprachlichen Äußerungen bzw. dem Verstehen von Sprache.

Man unterscheidet expressive und rezeptive Sprachstörungen (ICD: F80.1, F80.2).

Expressive Sprachstörungen betreffen die Sprachproduktion; sie können sich äußern durch:

- einen deutlich eingeschränkten Wortschatz,
- fehlerhafte bzw. eingeschränkte Wortwahl,
- grammatikalische Fehler/Dysgrammatismus (falsche Endungen, Auslassungen von Funktionswörtern wie Artikeln, fehlerhafter Satzbau).

Rezeptive Sprachstörungen betreffen das Sprachverständnis:

- Wörter und Wendungen der Standardsprache sind unbekannt oder fehlerhaft gespeichert.
- Wort und Bild sind nicht oder nur schlecht verknüpft.
- Lange bzw. grammatikalisch komplexe Sätze werden nicht verstanden.
- Das Sprachverstehen ist generell erschwert (Arbeitsgedächtnis-Limitierung).

Auch die Lese-/Rechtschreibstörung (Legasthenie) und die zentral-auditive Verarbeitungs- und Wahrnehmungsstörung (AVWS) können zu Problemen beim Produzieren oder Verstehen von Sprache führen.

Auswirkungen von Sprachbehinderungen können sein:

- Beeinträchtigung der Kommunikation im mündlichen und schriftlichen Bereich,
- teilweise schwache schulische Leistungen, weil die Unterrichtssprache nicht verstanden wird,
- unangemessenes Sozialverhalten (z. B. unstrukturiert).

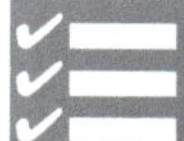

Je nach Einzelfall sollen folgende Nachteilsausgleiche geprüft werden:

- Vorgespräche mit Ausbilderinnen/Ausbildern des Prüflings, um eine bedarfsgerechte Prüfung zu gestalten (ggf. Einblick in Förderpläne),
- Zeitverlängerung in den schriftlichen und/oder mündlichen Prüfungsteilen,
- Prüfungsfragen und Texte in einfacher Sprache (Textoptimierung): Anpassung an den Wortschatz der sprachbehinderten Prüflinge,
- Schriftgröße/Druckbild anpassen,
- in mündlichen Prüfungsanteilen schriftliches Antworten ermöglichen (v. a. bei expressiven Sprachbehinderungen und Sprechstörungen),
- in schriftlichen Prüfungsteilen mündliches Antworten ermöglichen (v. a. bei LRS),
- Möglichkeit des Nachfragens bei unklarer Fragestellung einräumen,
- wiederholtes Vorlesen der Prüfungsfragen durch eine bevollmächtigte Person ermöglichen,
- Nutzung behindertenspezifischer Hilfsmittel (bspw. elektronische Schreibhilfe) ermöglichen.

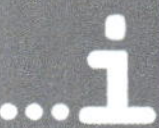

Weiterführende Informationen

- HINTERMAIR, Manfred: Familie, kindliche Entwicklung und Hörschädigung. Theoretische und empirische Analysen. Universitätsverlag Winter. Heidelberg 2005.
- SUCHODOLETZ, Waldemar von: Sprech- und Sprachstörungen. Hogrefe. Göttingen 2013.

Internistische/chronische Erkrankungen

Erkrankungen mit Auswirkungen auf Ernährung und Verdauung

Erkrankungen wie Diabetes, Morbus Crohn und Nahrungsmittelintoleranzen, wie Zöliakie oder Laktoseunverträglichkeit, nehmen signifikant zu. Es handelt sich hierbei um nicht sichtbare Behinderungen, die das Leben, und somit auch Prüfungssituationen, deutlich beeinflussen können.

Im Alltag kann dies bedeuten, dass eine geregelte Nahrungsaufnahme zu festen Zeiten unabdingbar ist oder häufige Toilettengänge notwendig sind.

Die Ausprägungen der jeweiligen Erkrankungen sind äußerst individuell und teilweise auch situationsabhängig. D. h., es kann bei Stress, der in Prüfungssituationen normal ist, zu deutlichen Verschlimmerungen der Symptome kommen.

Teilweise können die Erkrankungen kompensiert werden. Das macht es noch schwerer, die Bedürfnisse in Prüfungssituationen adäquat einschätzen zu können.

Die zuständigen Stellen/die Prüfungsausschüsse sollten in ihrer Kompetenz hinsichtlich der Anpassung der Prüfungsbedingungen sowie der Entscheidung zu individuellen Prüfungshilfen gestärkt werden, um den Nachteilsausgleich ordnungsgemäß zu gewähren.

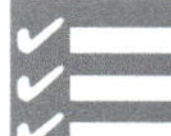

Je nach Einzelfall sollen folgende Nachteilsausgleiche geprüft werden:

- Vorgespräche mit Ausbilderinnen/Ausbildern des Prüflings, um eine bedarfsgerechte Prüfung zu gestalten (ggf. Einblick in Förderpläne),
- Blutzucker messen während der Prüfung,
- Nahrungsaufnahme während der Prüfung,
- Art und Umfang der Nahrung sind vom Prüfling selbst zu bestimmen,
- das Mitbringen der eigenen und gewohnten Lebensmittel muss zulässig sein,
- Toilettenbenutzung,
- Zeitverlängerung,
- Verlängerung der Prüfungsdauer um die Zeit, die für Toilettengänge, Zucker messen etc. aufgebracht werden muss.

Die Prüfungsausschüsse müssen informiert sein, dass Überzucker, Unterzucker und der Verzehr von Nahrungsmitteln, gegen die eine Intoleranz vorliegt, lebensbedrohlich werden können.

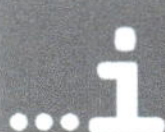

Weiterführende Informationen

- Deutsche Morbus Crohn und Colitis Ulcerosa Vereinigung e.V. (Hrsg.): Morbus Crohn – Colitis ulcerosa: Damit komm ich klar: Die Basic-Infos, um so zu leben, wie ich will. Trias Verlag 2004.
- Kraus, Thomas; Letzel, Stephan; Nowak, Dennis: Der chronisch Kranke im Erwerbsleben – Orientierungshilfe für Ärzte in Praxis, Klinik und Betrieb. Verlag ecomed Medizin 2010.
- **www.diabetikerbund.de**
- **www.dzg-online.de**

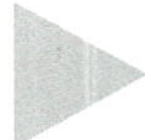

Körperbehinderungen

Körperbehinderung
„Als körperbehindert wird eine Person bezeichnet, die infolge einer Schädigung des Stütz- und Bewegungssystems, einer anderen organischen Schädigung oder einer chronischen Krankheit so in ihren Verhaltensmöglichkeiten beeinträchtigt ist, dass die Selbstverwirklichung in sozialer Interaktion erschwert ist" (vgl. BERGEEST/BOENISCH/DAUT 2011, S. 15).

In dieser Definition wird der Begriff der Körperbehinderung erweitert um die möglichen Einschränkungen, die sich aus der körperlichen Behinderung ergeben. Sie kann zu kognitiven, emotionalen und sozialen Beeinträchtigungen führen, die „soziale Interaktion" und damit die Teilhabe an Gesellschaft und Beruf erheblich stören. Vielfach sind mit Körperbehinderungen auch funktionelle Einschränkungen im kognitiven und psychosozialen Bereich verbunden, die das Verständnis von komplexen und syntaktisch komplizierten Fragestellungen verhindern.

Häufige Körperbehinderungen sind:

- Frühkindliche cerebrale Bewegungsstörungen (frühkindliche Hirnschädigungen, spastische Lähmungen),
- erworbene cerebrale Bewegungsstörungen,
- komplette (Unfall) oder inkomplette Querschnittslähmungen,
- Fehlbildungen (Dysmelien) oder der Verlust von Gliedmaßen,
- Kleinwüchsigkeit,
- Fehlbildungen der Wirbelsäule (Skoliose, Kyphose, Lordose),
- Muskelerkrankungen (Muskeldystrophie, Muskelatrophie),
- Kinderlähmung (Poliomyelitis),
- Rheuma,
- Glasknochenkrankheit (Osteogenesis imperfecta),
- allgemeine, umfassende Gelenkversteifungen (Arthrogryposis multiplex),
- Tumorerkrankungen,
- Hämophilie (Bluter),
- Anfallsleiden (Epilepsie).

Die zuständigen Stellen/die Prüfungsausschüsse sollten in ihrer Kompetenz hinsichtlich der Anpassung der Prüfungsbedingungen sowie der Entscheidung zu individuellen Prüfungshilfen gestärkt werden, um den Nachteilsausgleich ordnungsgemäß zu gewähren.

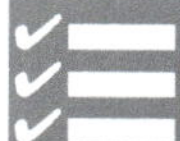

Je nach Einzelfall sollen folgende Nachteilsausgleiche geprüft werden:

- Vorgespräche mit Ausbilderinnen/Ausbildern des Prüflings, um eine bedarfsgerechte Prüfung zu gestalten (ggf. Einblick in Förderpläne),
- Barrierefreiheit der Prüfungsorte (Türöffner, Ausschilderung, Räumlichkeiten, Türbreiten, Toiletten),
- Einzel- statt Gruppenprüfung (zur Vermeidung behinderungsbedingter psychosomatischer Prüfungsängste),
- Zeitzugabe vor allem bei motorisch bedingter Verlangsamung,
- Prüfungen in der eigenen Ausbildungsstätte oder am eigenen eingerichteten Ausbildungs-/Arbeitsplatz,
- Ausbildungsbeteiligte der Ausbildungsstätte und/oder der Schule nehmen als Betreuungspersonen oder als Prüfungsausschussmitglied an der Prüfung teil,
- ausreichend lange Pausen (beispielsweise für den Toilettengang oder für die Nahrungsmittelaufnahme),
- Bereitstellung von speziellen Maschinen und Werkzeugen,
- Bereitstellung von Pflegepersonal und speziellen Räumen für die notwendigen pflegerischen Maßnahmen oder
- Textoptimierung der Prüfungsfragen/-aufgaben.

Negativ können sich folgende Bedingungen auswirken:

- Erzeugung von unnötigem Zeitdruck,
- fehlende Barrierefreiheit in fremder Umgebung (Türen, Ausschilderung),
- Einschränkungen in der Mobilität am Arbeitsplatz (räumliche Enge etc.),
- fehlendes notwendiges Vorwissen der Prüfungsausschussmitglieder über (körperliche) Einschränkungen des Prüflings.

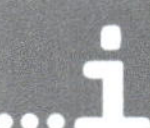

Weiterführende Informationen

- BERGEEST, Harry; BOENISCH, Jens; DAUT, Volker: Körperbehindertenpädagogik. S. 15, UTB Verlag, Stuttgart 2011.
- LEYENDECKER, Christoph: Motorische Behinderungen – Grundlagen, Zusammenhänge und Förderungsmöglichkeiten. Kohlhammer-Verlag, Stuttgart 2005.

Lernbehinderungen

Lernbehinderungen sind häufig nicht offensichtlich, es sind „Behinderungen auf den zweiten Blick". Sie können viele unterschiedliche Ursachen haben, die sich individuell unterschiedlich auswirken. Eine Lernbehinderung kann an ihren Rändern nicht immer zweifelsfrei von einer leichten geistigen Behinderung und einer weniger umfänglichen, zeitlich begrenzten Lernschwäche abgegrenzt werden.

Eine Lernbehinderung liegt vor, wenn umfängliche, schwerwiegende und lang anhaltende Defizite bei der Bewältigung vor allem intellektueller, aber auch praktischer Leistungsanforderungen festgestellt werden. Das Lernen (Erfassen, Speichern und Anwenden von neuem Wissen, Handlungen usw.) ist in den meisten Bereichen deutlich beeinträchtigt (vgl. Eser 2005).

Eine Lernbehinderung betrifft in der Regel mehrere Funktionsebenen (geistig, seelisch, körperlich), die sich in der individuellen Lebensentwicklung gegenseitig und nicht immer kontinuierlich verstärken. Ursachen werden grundsätzlich in genetisch bedingten, angeborenen oder frühkindlich erworbenen minimalen hirnorganischen, d. h. neurologischen Funktionsbeeinträchtigungen gesehen, die durch ungünstige Sozialisationsbedingungen, z. B. Vernachlässigung, aber auch Überbehütung, verstärkt werden. Sie sorgen beispielsweise für eine eingeschränkte Funktionstüchtigkeit der Synapsen (Kontaktstellen der Nervenzellen) und weniger dichte Verknüpfungen im Nervenapparat. Dadurch wird die Funktion des Arbeitsgedächtnisses eingeschränkt und sowohl der Umfang als auch die Geschwindigkeit der Informationsverarbeitung (Wahrnehmung, Lernen, Denken) werden reduziert.

Eine Lernbehinderung kann sich auf jede Form des Lernens und der Bewältigung des täglichen Lebens in jeder Altersstufe individuell auswirken. Bei Kindern und Jugendlichen weicht das Lern- und Leistungsvermögen bereits im Kindergarten, vor allem aber in der Schule umfassend von der Altersnorm ab. Die Auswirkungen sind auch nach der Schulzeit und meist lebenslang deutlich ausgeprägt. Deshalb sind Menschen mit Lernbehinderungen bei der Berufsausbildung auf einen Nachteilsausgleich angewiesen.

Beeinträchtigungen und Unterstützungen bei Lernbehinderungen während der Ausbildung

Beeinträchtigung	Möglichkeiten der Unterstützung
1. Zeitaufwand: Lernen und Arbeiten ist in der Regel deutlich verlangsamt.	▶ Entwicklungszeit: mehr Zeit zum Lernen und Arbeiten
2. Lernkapazität: Das Lernen ist fragmentarisch, collagenhaft. Sie lernen weniger und wenig in Zusammenhängen.	▶ Solides, sicheres Elementarwissen: Konzentration auf wesentliche Lerninhalte, veranschaulichen, ▶ Lernschritte überschaubar halten, üben
3. Abstraktion: Es fällt ihnen schwer, Probleme zu verallgemeinern, entsprechend Schlussfolgerungen zu ziehen und Konsequenzen zu erkennen (v. a. auf sprachlicher Ebene).	▶ Lehren: anschaulich, handlungsorientiert, konkret, lebensnah
4. Handlungsorganisation: Sie haben wenig Voraussicht, Sicherheit in Organisation, Planung und Steuerung.	▶ Konkrete Handlungsleitung, ständige Rückmeldung (Vorbilder!)
5. (Lern-)Transfer: Bereits Ähnliches zu transferieren gestaltet sich schwierig, Lernen ist stets situations- und detailverhaftet.	▶ Standardsituationen einüben (positive Gewohnheiten!), danach Flexibilisierung
6. Personale Abhängigkeit: Sie lernen und arbeiten v. a. anfangs stark personenabhängig, sind oft bindungsunsicher und benötigen dafür einen hohen Energieaufwand zulasten von Erkunden und Lernen.	▶ Beziehungen vertraut, verlässlich, kontinuierlich und konsequent gestalten, Achten auf (emotionale) Nähe – Distanz, Grenzen setzen – gewähren lassen, reflektieren – handeln
7. Extrafunktionale Schlüsselqualifikationen: Sie verfügen über wenig entwickelte personale, soziale und fachlich-methodische Schlüsselfertigkeiten.	▶ Extrafunktionale Qualifikationen als tägliche (!) Querschnittsanforderungen trainieren

Die zuständigen Stellen/die Prüfungsausschüsse sollten in ihrer Kompetenz hinsichtlich der Anpassung der Prüfungsbedingungen sowie der Entscheidung zu individuellen Prüfungshilfen gestärkt werden, um den Nachteilsausgleich ordnungsgemäß zu gewähren.

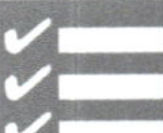

Je nach Einzelfall sollen folgende Nachteilsausgleiche geprüft werden:

- Technische Hilfen
  - Hilfsmittel wie Taschenrechner (nur zur Durchführung der Grundrechenarten, nicht programmiert), Tabellenbuch
  - Wörterbuch (Rechtschreibung), Formelsammlung
  - schriftliche Prüfung am PC
  - bekannte Arbeitsgeräte
- Zeitstruktur
  - flexible Pausen
  - ausreichend Pausen
  - Zeitverlängerung
- Personelle Unterstützung
  - Vorgespräche mit Ausbilderinnen/Ausbildern des Prüflings, um bedarfsgerechte Prüfung zu gestalten (ggf. Einblick in die Förderpläne)
  - Anwesenheit einer vertrauten Person (Ausbilder/-innen/Lehrkräfte)
  - Ermutigung
- Aufgabenstellung
  - sprachlich verständlich formulierte Prüfungsaufgaben, ggf. „Leichte Sprache"
  - größere Schrift
  - größerer Zeilenabstand
  - übersichtliche Darstellung
  - begrenzte Verständnisfragen, insbesondere nach Begriffen zulassen
- Räumlichkeiten
  - bekannte Umgebung
  - evtl. Prüfung in der Ausbildungsstätte/am vertrauten Arbeitsplatz
- Sonstiges
  - Wertschätzung
  - Ermutigung

Weiterführende Informationen

- Eser, Karl-Heinz: Inklusion = Barrieren erkennen + Brücken bauen. In: Lernen Fördern. Jahrgang (2013) 1, S. 6-12.
- Eser, Karl-Heinz: Lernbehinderung, die Behinderung „auf den zweiten Blick" – oder: Sind (junge) Menschen mit Lernbehinderung überhaupt behindert? 2005. http://sankt-nikolaus.de/web/st_nikolaus.nsf/gfx/C12571F10033C121C12570DE00556BDF/$file/eser_primaere_lernbehinderung_2005_09_19.pdf (Stand: 02.08.2013)
- Lernen Fördern: Bundesverband zur Förderung von Menschen mit Lernbehinderungen e.V.
- www.lernen-foedern.de
- www.lernbehinderungen.de

Allgemeine Informationen zu psychischen Erkrankungen im Kontext zum Nachteilsausgleich

Psychische und Verhaltensstörungen sind im ICD-10, Kapitel V mit den Notationen F00–F99 definiert. In den Kapiteln zu psychischen Erkrankungen werden nachfolgend Störungen im Einzelnen beschrieben. Hierzu gehören etwa Autismus, Borderline, Depressionen, Mutismus, Phobien, Tic-Störungen u. a. Der inhaltliche Aufbau wird dabei immer als Dreischritt dargestellt: Zuerst wird das Krankheitsbild nach ICD-10 knapp mit den typischen Diagnostikmerkmalen beschrieben und der Umfang der auftretenden Störung (Prävalenzrate im Hinblick zur Population) in der Bevölkerung dargestellt, damit die Bedeutung des Krankheitsbildes im Hinblick auf den Nachteilsausgleich eingestuft werden kann. Danach erfolgt die Darstellung relevanter, aber hier nicht vollständig erfasster Verhaltensmerkmale, und schließlich wird die mögliche Berücksichtigung des Behinderungsbildes im Nachteilsausgleich dargelegt.

Die Beschreibung der einzelnen Störungen wird im ersten Schritt gemäß dem ICD-10-GM vorgenommen, wohingegen die Verhaltensmerkmale auf der Basis aktueller und gut zugänglicher relevanter Literatur dargestellt werden. Im dritten Schritt schließlich wird eine qualifizierte Darstellung möglicher Nachteilsausgleiche vorgenommen, die zum einen durch Deduktion aus den Darstellungen der Schritte eins und zwei gewonnen wird und zum anderen auf pädagogischem Erfahrungswissen von beruflichen Rehabilitationswissenschaftlern beruht.

Aus der Vielzahl der unter der Notation F00–F99 dargestellten Störungen wurden hier unter der Überschrift „Psychische Erkrankungen" diejenigen ausgewählt, die eine besondere Relevanz im Hinblick auf Berufsausbildung und somit zum Nachteilsausgleich bei Berufsabschlussprüfungen vor den zuständigen Stellen aufweisen. Dies bedeutet nicht, dass die weiteren Darstellungen im ICD-10 keine Berücksichtigung finden sollen. **Hier ist deshalb ausdrücklich darauf hinzuweisen, dass die nicht einzeln beschriebenen Störungen ebenfalls zu berücksichtigen sind.** Hilfreich ist es, über die Einsichtnahme des ICD-10 hinaus zusätzlich die Informationen des ICF zu beachten, weil im ICF nicht Krankheitsbilder, sondern die Funktionseinschränkungen dargestellt sind (vgl. ICF 2005; ZIMBARDO/GERRIG 2004).

Wie kann dabei verfahren werden? Sollte eine hier nicht näher beschriebene Störung vorliegen, so ist zunächst zu prüfen, ob die häufig identifizierten und bei verschiedenen Krankheitsbildern wiederkehrenden Nachteilsausgleiche wie Zeitverlängerung, Hinzuziehung einer vertrauten Person, Reduktion von Stress auslösenden Situationen o. Ä. angewendet werden können. Ist das nicht möglich, so sollten sich die Antragsteller nicht scheuen, auch andere Formen des Nachteilsausgleichs zu beantragen.

Komorbidität

Komorbidität bedeutet im Kontext psychischer Störungen das Zusammentreffen von zwei Krankheitsbildern. Dabei können sowohl einfache als auch komplexe Verhältnisse vorliegen und somit auch einfache bis sehr komplizierte Komorbiditätsbeziehungen (vgl. SPONSEL 2006). So können depressive Störungen gleichzeitig mit anderen psychischen Erkrankungen auftreten. Etwa 15 Prozent aller Menschen, die an einer psychischen Störung leiden, entwickeln eine Komorbidität. Dabei treten Angststörungen und Depressionen am häufigsten gemeinsam auf (http://flexikon.doccheck.com/de/). Im Rahmen der Fallbeispiele finden sich deshalb auch Angaben zu zwei entsprechenden Störungsbildern im Zusammenhang mit Vorschlägen zum Nachteilsausgleich.

Weiterführende Informationen

- DEUTSCHE GESELLSCHAFT FÜR KINDER- UND JUGENDPSYCHIATRIE, PSYCHOSOMATIK UND PSYCHOTHERAPIE e. V. (DGKJP). **www.dgkjp.de/** (Stand: 10.07.2013)
- ICD-10-GM: Internationale statistische Klassifikation der Krankheiten und verwandter Gesundheitsprobleme. 10. Revision. German Modification. Version 2013, **www.dimdi.de** (Stand: 20.05.2013).
- ICF: Internationale Klassifikation der Funktionsfähigkeit, Behinderung und Gesundheit. Stand Oktober 2005. Hrsg.: Deutsches Institut für medizinische Dokumentation und Information, DIMDI. WHO-Kooperationszentrum für das System Internationaler Klassifikationen. World Health Organization, Genf.
- SPONSEL, Rudolf: Komorbidität. Wort, Begriff, Bedeutung, Geschichte, Anwendung und Probleme in Psychodiagnostik und Psychotherapie. Internet Publikation für Allgemeine und Integrative Psychotherapie IP-GIPT. Erlangen 2006.
- **www.sgipt.org/doceval/epidem/komorbid.htm** (Stand: 12.07.2013)
- ZIMBARDO, Philio G.; GERRIG, Richard J.: Psychologie. Eine Einführung. Verlag: Pearson Studium, 2004.
- **http://flexikon.doccheck.com/de** (Stand: 12.07.2013)

Psychische Behinderungen

Entwicklungsstörungen (Autismus)

Von der Weltgesundheitsorganisation (WHO) wird Autismus zu den tief greifenden Entwicklungsstörungen gerechnet (ICD-10 – F84). Autismus wird als eine angeborene, unheilbare Wahrnehmungs- und Informationsverarbeitungsstörung des Gehirns dargestellt, die sich bereits im frühen Kindesalter zeigen kann. Andererseits wird Autismus auch als angeborener spezifischer Informationsverarbeitungsmodus beschrieben, der sich durch Schwächen in sozialer Interaktion und Kommunikation, aber auch durch besondere Stärken in Wahrnehmung, Aufmerksamkeit, Gedächtnis und Intelligenz zeigen kann. Das Behinderungsbild Autismus wird als Spektrumsstörung beschrieben. Damit kommt zum Ausdruck, dass die Ausprägungsgrade der Behinderung sehr unterschiedlich sind. Sie reichen etwa vom frühkindlichen Autismus bis zum Asperger-Autismus.

Der Anteil der Menschen aus dem autistischen Spektrum beträgt etwa 60 von 10.000, wobei die Diagnose Asperger-Autismus in einer Relation von 10 zu 10.000 vorliegt (BAUMGARTNER u. a. 2009, S. 13). Ging man am Ende des 20. Jahrhunderts noch davon aus, dass nur etwa fünf bis sechs Prozent der Menschen mit Autismus in Deutschland in den allgemeinen Arbeitsmarkt eingegliedert werden können, so zeigen neueste Forschungen und der Blick auf andere Industrienationen, dass bis zu 20 Prozent Integrationsquote realistisch sind (DALFERTH 2012).

Verhaltensmerkmale

Das Hauptproblemfeld im Rahmen der Ausbildung und Prüfung liegt bei Menschen mit Autismus (MmA) im Bereich der mangelnden Kommunikation und sozialen Kompetenz. Hierzu gehören etwa das unzureichende Erkennen sozialer Regeln, eingeschränkte Möglichkeiten, um Hilfe zu bitten, soziale Überforderung in einer größeren Gruppe, Missverständnisse in der Kommunikation. Menschen mit Autismus können Gesagtes nicht richtig interpretieren und Mimik und Körpersprache nicht richtig bewerten.

Berücksichtigung des Behinderungsbildes im Nachteilsausgleich

In den Prüfungssituationen ist dabei zu beachten, das MmA auf folgende Reaktionen des Prüfungsausschusses positiv reagieren:

- individuelle Ansprache,
- Berücksichtigung des Lern- und Arbeitstempos,
- Zerlegung der Aufgaben in kleinere Abschnitte,
- überschaubare Angabe von Arbeitsanweisungen,
- klare Aufgabenanweisungen,
- klare Anweisungen hinsichtlich Arbeitssicherheit,
- Schaffung von Rückzugsmöglichkeiten.

Weniger positiv kann dagegen folgendes Verhalten wirken:

- wortreiche und umfangreiche Erklärungen,
- Erzeugung von Zeitdruck,
- hohe Sprechgeschwindigkeit,
- Verwendung abstrakter Begrifflichkeiten,
- Hinweise auf Fehler zu geben, ohne Lösungen aufzuzeigen (während der Ausbildung).

Die zuständigen Stellen/die Prüfungsausschüsse sollten in ihrer Kompetenz hinsichtlich der Anpassung der Prüfungsbedingungen sowie der Entscheidung zu individuellen Prüfungshilfen gestärkt werden, um den Nachteilsausgleich ordnungsgemäß zu gewähren.

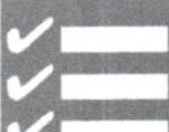

Je nach Einzelfall sollen folgende Nachteilsausgleiche geprüft werden:

- Vorgespräche mit Ausbilderinnen/Ausbildern des Prüflings, um eine bedarfsgerechte Prüfung zu gestalten (ggf. Einblick in Förderpläne),
- mündliche Prüfungsteile durch schriftliche ersetzen,
- individuelle Ansprache,
- Entspannungssituationen zulassen – individuell kurzfristige Pausen ermöglichen,
- Bewältigungsstrategien, die in einer Therapie eingeübt wurden, zulassen,
- Schaffung von Rückzugsmöglichkeiten anbieten,
- Anwesenheit vertrauter Personen,
- Reduktion von Zeitdruck,
- erforderliche zusätzliche Pausen nicht von der Prüfungszeit abziehen,
- Einzelprüfung in separaten Räumen,
- beim Auftreten von Konfliktsituationen Unterbrechungen ermöglichen, weil sonst das spezifische Potenzial nicht abgerufen werden kann,
- Textoptimierung der Aufgaben (Klarheit, Eindeutigkeit).

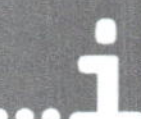

Weiterführende Informationen

- AUTISMUS DEUTSCHLAND e. V. http://w3.autismus.de (Stand: 10.05.2013)
- BAUMGARTNER, Frank; DALFERTH, Matthias; VOGEL, Heike: Berufliche Teilhabe für Menschen aus dem autistischen Spektrum (ASD). Universitätsverlag Heidelberg, 2009.
- DALFERTH, Matthias: Berufliche Chancen für Menschen mit Autismus in Berufsbildungswerken. Fachtagung CJD Dortmund: „Autismus und Berufsbildung", 2. März 2012, www.cjd-dortmund.de (Stand: 12.07.2013) (Tagungsvorträge 2013 vom vds NRW publiziert).
- ICD-10 – F84, WHO Version 2013.
- PIASECKI, Peter: Das Ausbildungskonzept des Kompetenzzentrums „Autismus und Berufsbildung" im CJD Dortmund. In: autismus. Zeitschrift des Bundesverbandes „Autismus Deutschland e. V.", 72/2011, S. 18–20, 36. Jg.

Persönlichkeitsstörungen (Borderline)

Die Borderline-Persönlichkeitsstörung (BPS) gehört zur Gruppe der psychischen Verhaltensstörungen (ICD-10 – F60.31). Merkmale dieser Erkrankung sind Persönlichkeitsstörungen, die sich durch Impulsivität und Instabilität im Bereich der zwischenmenschlichen Beziehungen offenbaren. Bei der BPS finden sich Beeinträchtigungen bestimmter Bereiche der Gefühle und des Handelns, sowohl im zwischenmenschlichen als auch im Verhältnis zu sich selbst. Parallel zu der BPS treten nicht selten weitere Belastungen auf, wie Depressionen, Formen selbstverletzenden Verhaltens oder dissoziative Störungen (betroffen sind die Wahrnehmung, die Erinnerung und das Erleben der persönlichen Identität). Die Komorbidität ist eher hoch einzustufen. Die Entstehungszeit für die Borderline-Persönlichkeitsstörung liegt in der Kindheit oder in der Adoleszenz (Übergang ins Erwachsenenalter). Die Erkrankung kann im Erwachsenenalter fortbestehen.

Etwa 0,2 bis knapp zwei Prozent der Bevölkerung (große Schwankungsbreite in den vorliegenden wissenschaftlichen Untersuchungen in der westlichen Welt) gehören zur Gruppe der Menschen mit einer Borderline-Persönlichkeitsstörung (BPS). Rund 75 Prozent der Betroffenen sind weiblich. Kennzeichnend ist auch die hohe Suizidrate von fünf bis zehn Prozent innerhalb einer Zeitspanne von 15 Jahren (vgl. FLEISCHHAUER/SCHULZ 2011 sowie www.borderlinesyndrom.net/de/).

Verhaltensmerkmale

Borderline bedeutet Grenzlinie. Im Verhalten zeigt sich diese Persönlichkeitsstörung darin, dass beispielsweise Impulse ausagiert werden, ohne die Konsequenzen zu beachten. Parallel dazu ist eine launenhafte und unvorhersehbare Stimmungslage zu beobachten. Für Menschen mit BPS ist konstitutiv, dass sie eine Unfähigkeit zur Kontrolle gegenüber impulshaftem Verhalten und emotionalen Ausbrüchen besitzen und streitsüchtiges Verhalten in Konfliktsituationen ohne angemessenes Maß offenbaren können. Borderliner verfügen über wenig ausgeprägten Realitätsbezug und eine eher schwach ausgeprägte Identität. Sie verwenden oft ungewöhnliche Methoden zur Bewältigung negativer Gefühlslagen: Sie neigen dazu, sich die Arme aufzuritzen, schädliche Substanzen zu trinken oder zur Selbstverletzung mit einer brennenden Zigarette (vgl. FLEISCHHAUER/SCHULZ 2011).

Die zuständigen Stellen/die Prüfungsausschüsse sollten in ihrer Kompetenz hinsichtlich der Anpassung der Prüfungsbedingungen sowie der Entscheidung zu individuellen Prüfungshilfen gestärkt werden, um den Nachteilsausgleich ordnungsgemäß zu gewähren.

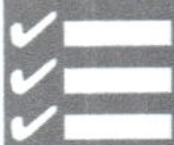

Je nach Einzelfall sollen folgende Nachteilsausgleiche geprüft werden:

Die Frage des möglichen Nachteilsausgleichs ist für Menschen mit einer Borderline-Persönlichkeitsstörung (BPS) sehr individuell zu beantworten. In den Prüfungssituationen ist zu vermeiden, dass sich die beschriebenen Persönlichkeitsstörungen – insbesondere in Stresssituationen – aufbauen.

Dies kann durch folgende Prüfungsmodifikationen ermöglicht werden:

- Vorgespräche mit Ausbilderinnen/Ausbildern des Prüflings, um eine bedarfsgerechte Prüfung zu gestalten (ggf. Einblick in Förderpläne),
- individuelle Ansprache,
- Schaffung von Rückzugsmöglichkeiten,
- Reduktion von Zeitdruck,
- Anwesenheit vertrauter Personen,
- Entspannungsübungen,
- Ersatz einer mündlichen Prüfungsleistung durch eine schriftliche oder umgekehrt,
- Einzelprüfung in separaten Räumen,
- in Abhängigkeit von dem jeweiligen Ausbildungsberuf Einsatz von technischem Equipment zulassen oder
- beim Auftreten von Konfliktsituationen Unterbrechungen ermöglichen, weil sonst das spezifische Potenzial nicht abgerufen werden kann.

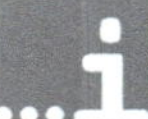

Weiterführende Informationen

- BUNDESVERBAND BORDERLINE: befindet sich im Gründungsstadium.
- FLEISCHHAUER, Christian; SCHULZ, Eberhard: Borderline – Persönlichkeitsstörungen im Jugendalter. Springer Verlag. 2011.
- ICD-10 – F60.31, WHO Version 2013.
- www.borderlinesyndrom.net/de/ (Stand: 10.07.2013).

Entwicklungsstörung (Stottern)

Stottern, Stammeln und Poltern gehören nach der Klassifizierung des ICD-10 – F98.5 (vgl. auch ICF b330) zu den Verhaltens- und emotionalen Störungen. Dabei wird unter Stottern (Balbuties) die Unterbrechung des Redeflusses, hervorgerufen durch eine Verspannung der Sprechmuskulatur, verstanden, die sich darin zeigt, dass schnell aufeinanderfolgende Wiederholungen von Wörtern oder Silben, aber auch einzelne Laute zu hören sind. Poltern, eine Störung des Redeflusses, und Stammeln (Dyslalie), eine Lautbildungsstörung, werden hier nicht näher beschrieben, sind aber im Zusammenhang mit Fragen des Nachteilsausgleichs vergleichbar dem Stottern zu sehen. Für die Entstehung des Stotterns werden in der Literatur vielfältige Begründungen gegeben: So werden etwa erbliche, körperliche oder psychosoziale Einflüsse beschrieben. Aber auch Hörstörungen oder eine verminderte Intelligenz sind nicht auszuschließen (vgl. NATKE/ALPERMANN).

Stottern tritt in der Bevölkerung bei etwa einem Prozent aller Menschen auf. In Deutschland sind nach Aussagen der Bundesvereinigung Stottern & Selbsthilfe e. V. etwa 800.000 Menschen betroffen, wobei der Anteil der Männer bei 80 Prozent liegt. Die Eingliederung auf dem Arbeitsmarkt stellt eher keine besondere Hürde dar, wohingegen die Bewerbungsphase eine Hürde darstellen kann (www.bvss.de).

Verhaltensmerkmale

Störungen des Redeflusses wie Stottern finden sich als regelhafte Phänomene im Zusammenhang mit dem kindlichen Spracherwerb. Setzt sich Stottern hingegen bis ins Erwachsenenalter hinein fort, so können schulische, soziale und berufliche Teilhabe erschwert sein. Stottern wird auch als eine Kommunikationsstörung bezeichnet, wobei jedoch nicht die Sprache gestört ist (vgl. WENDLAND 2009). Das, was ein Stotterer gedanklich erfasst hat, kann er ausdrücken, wobei jedoch Sprechblockaden den Redefluss unterbrechen. So kann Telefonieren oder das Halten eines Vortrags eine besondere Hürde darstellen.

Die zuständigen Stellen/die Prüfungsausschüsse sollten in ihrer Kompetenz hinsichtlich der Anpassung der Prüfungsbedingungen sowie der Entscheidung zu individuellen Prüfungshilfen gestärkt werden, um den Nachteilsausgleich ordnungsgemäß zu gewähren.

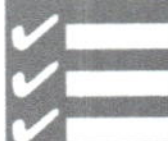

Je nach Einzelfall sollen folgende Nachteilsausgleiche geprüft werden:

- Vorgespräche mit Ausbilderinnen/Ausbildern des Prüflings, um eine bedarfsgerechte Prüfung zu gestalten (ggf. Einblick in Förderpläne),
- ausreichend Zeit beim Reden einräumen,
- eine stressmindernde Atmosphäre schaffen, um Kommunikationsstörungen vorzubeugen,
- mündliche Prüfungsteile durch schriftliche ersetzen,
- individuelle Ansprache,
- Entspannungssituationen zulassen – individuell kurzfristige Pausen ermöglichen,
- Bewältigungsstrategien, die in einer Therapie eingeübt wurden, zulassen oder
- Anwesenheit vertrauter Personen.

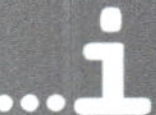

Weiterführende Informationen

- Bundesvereinigung Stottern & Selbsthilfe e.V., www.bvss.de (Stand: 02.05.2013)
- ICD-10 – F98.5, WHO Version 2013.
- ICF b330, WHO Version 2005.
- Natke, Ulrich; Alpermann, Anke: Stottern. Erkenntnisse, Theorien, Behandlungsmethoden. 3. Auflage. Huber, Bern 2010.
- Wendlandt, Wolfgang: Stottern im Erwachsenenalter: Grundlagenwissen und Handlungshilfen für Therapie und Selbsthilfe. Thieme, Stuttgart 2009.

Affektive Störungen (Depression)

Depressionen gehören zur Gruppe der psychischen Verhaltensstörungen im Bereich der affektiven Störungen (ICD-10 – F30-F39). Der Begriff „Depression" leitet sich vom lateinischen „deprimere" ab und bedeutet „herunter- oder niederdrücken". Die Hauptsymptome zeigen sich in einer Veränderung der Stimmung oder der Affektivität entweder hin zur Depression – mit oder ohne begleitende Angst – oder zur gehobenen Stimmung. Wichtig im Zusammenhang mit beruflicher Tätigkeit ist hier, dass der Stimmungswechsel von einer Veränderung des allgemeinen Aktivitätsniveaus begleitet wird. Depressionen sind psychische Störungen, bei denen über längere Zeiträume charakteristische Symptommuster mit ausgeprägten Stimmungsveränderungen, insbesondere Niedergeschlagenheit, Freudlosigkeit, emotionale Leere, Interesselosigkeit und Antriebsverlust, auftreten. Damit können gleichzeitig verschiedenste körperliche Beschwerden verbunden sein.

Depressive Störungen gehören zu den häufigsten psychischen Erkrankungen. Die Daten zur Verbreitung dieser Erkrankung basieren auf repräsentativen Daten aus dem Modul „Psychische Störungen" des Bundes-Gesundheitssurveys. Danach leiden elf Prozent der Allgemeinbevölkerung (12-Monats-Querschnittsprävalenz) im Alter von 18 bis 65 Jahren unter einer affektiven Störung. Frauen sind etwa doppelt so häufig betroffen wie Männer. Der Geschlechtsunterschied fällt allerdings in der jüngsten Altersgruppe (18 bis 29 Jahre) deutlich geringer aus (12 % vs. 8 %) (Gesundheitsberichterstattung des Bundes 2010).

Verhaltensmerkmale

Depressive Menschen sind oft in ihrer Lebensführung beeinträchtigt, und es gelingt ihnen nur eingeschränkt, anfallende tägliche Aufgaben zu bewältigen. Nicht selten bestehen Suizidgedanken, die von gelegentlichen „Gedankenspielen" bis zu ausgeprägten Todeswünschen reichen können. In der Psychologie werden depressive Episoden in drei Gruppen eingeteilt: leicht, mittelgradig oder schwer (Gesundheitsberichterstattung des Bundes 2010).

Im Bereich der leichten bis mittelgradigen Episoden leidet der betroffene Patient unter einer gedrückten Stimmung und einer Verminderung von Antrieb und Aktivität. Die Fähigkeit zu Freude, das Interesse und die Konzentration sind vermindert. Ausgeprägte Müdigkeit kann nach jeder kleinsten Anstrengung auftreten. Der Schlaf ist meist gestört, der Appetit vermindert. Selbstwertgefühl und Selbstvertrauen sind fast immer beeinträchtigt. Bei mittelgradigen oder schweren depressiven Episoden zeigen sich oft Gedanken über die eigene Wertlosigkeit, ein Nichtreagieren auf die Lebensumstände, ein deutlicher Interessenverlust, eine deutliche psychomotorische Hemmung und – nicht selten – ausgeprägte Gewichtsverluste. Es bestehen Verhaltenssteuerungsprobleme und Ausdauerbelastungseinschränkungen. Weiterhin können körperliche Belastungssymptome wie z. B. starkes Weinen, Kopfschmerzen, Durchfälle, Erbrechen und Zittern auftreten. Angst vor Tests und Prüfungen, dem Gefühl, Anforderungen nicht gewachsen zu sein, besteht auch häufig nach abgegrenzten Episoden der Depression.

Die zuständigen Stellen/die Prüfungsausschüsse sollten in ihrer Kompetenz hinsichtlich der Anpassung der Prüfungsbedingungen sowie der Entscheidung zu individuellen Prüfungshilfen gestärkt werden, um den Nachteilsausgleich ordnungsgemäß zu gewähren.

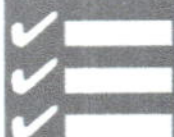

Je nach Einzelfall sollen folgende Nachteilsausgleiche geprüft werden:

In Prüfungssituationen ist zu beachten, dass Depressionen unterschiedlichste Reaktionen hervorrufen können, die sich insbesondere durch eine Verminderung von Antrieb, Aktivität oder Konzentration auszeichnen. Eine Prüfungsmodifikation kann durch folgende Maßnahmen erfolgen:

- Vorgespräche mit Ausbilderinnen/Ausbildern des Prüflings, um eine bedarfsgerechte Prüfung zu gestalten (ggf. Einblick in Förderpläne),
- individuelle Ansprache,
- Schaffung von Rückzugsmöglichkeiten,
- Reduktion von Zeitdruck,
- erforderliche zusätzliche Pausen nicht von der Prüfungszeit abziehen,
- Anwesenheit einer vertrauten Person,
- Entspannungsübungen,
- Einzelprüfung in separaten Räumen,
- in Abhängigkeit von dem jeweiligen Ausbildungsberuf Einsatz von technischem Equipment zulassen oder
- beim Auftreten von Konfliktsituationen Unterbrechungen ermöglichen, weil sonst das spezifische Potenzial nicht abgerufen werden kann.

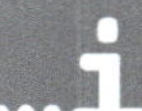

Weiterführende Informationen

- Gesundheitsberichterstattung des Bundes: Depressive Erkrankungen. Hrsg.: Robert Koch-Institut, Jahrgang (2010) 51, unter Mitarbeit von Wittchen, Hans-Ulrich; Jacobi, Frank; Klose, Michael; Ryl, Livia. Berlin 2010.
- ICD-10 – F30–F39, WHO Version 2013.
- Stiftung Deutsche Depressionshilfe, www.deutsche-depressionshilfe.de (Stand: 02.07.2013)

Verhaltens- und emotionale Störungen (Mutismus)

Das Wort Mutismus wurde vom lateinischen „mutus" abgeleitet, was so viel wie „stumm" bedeutet. Menschen, die unter Mutismus leiden (ICD-10 – F94), sind jedoch nicht stumm im Sinne von „nicht fähig zu sprechen". Wenn man einmal vom akinetischen Mutismus (auch posttraumatischen Mutismus) absieht, können eigentlich alle Menschen, die mutistisch sind, mündlich kommunizieren. Sie tun es aber aufgrund einer starken Angst nicht. In der Regel sprechen diese Jugendlichen in der vertrauten heimischen Umgebung mit allen Mitgliedern der Kernfamilie. In der Schule jedoch schweigen sie beharrlich, wenn sie von einer Lehrkraft angesprochen werden. Da Mutismus eine Kommunikationsstörung ist und in der Interaktion mit anderen Menschen auftritt, leiden auch die Kommunikationspartner unter dem Schweigen. Man kann Mutisten nicht zum Reden auffordern, denn das „zwingt" sie, immer stiller zu werden (vgl. Dobslaff 2005).

Mutismus ist eine sehr seltene Kommunikationsstörung. Der Anteil der Menschen mit Mutismus liegt bei etwa zwei bis fünf zu 10.000 Kindern im Vorschul- bzw. Schulalter. Mädchen sind häufiger betroffen (vgl. **www.muenster.de/stadt/schulamt/pdf/foerderung_hilfe.pdf**).

Verhaltensmerkmale

- Schweigen gegenüber bestimmten Menschen, Menschengruppen oder in spezifischen Situationen,
- quantitativ leicht oder stark erhöhtes Kommunikationsverhalten zu Hause, das sich beim Erscheinen von fremden Personen oder in fremden Situationen schlagartig verändert,
- Angst, sich körperlich zu erproben (Fahrrad fahren, schwimmen, klettern),
- Angst, im Fokus der Aufmerksamkeit zu stehen; Sorge darum, wie man selbst auf andere wirkt,
- Angst vor körperlicher Nähe zu Fremden.

Berücksichtigung des Behinderungsbildes im Nachteilsausgleich

In den Prüfungssituationen ist zu beachten, dass Menschen mit Mutismus auf folgende Reaktionen des Prüfungsausschusses eher positiv reagieren:

- individuelle Ansprache in kooperativer Grundhaltung: abwarten und begleiten,
- individuelle Leistungsfeststellung in Einzelsituationen,
- Förderung des Selbstbewusstseins,
- Spannungen lösen,
- keine mündlichen Antworten erzwingen,
- Menschen mit Mutismus sind keine „Trotzköpfe". Das Schweigen darf nicht persönlich genommen werden.

Die zuständigen Stellen/die Prüfungsausschüsse sollten in ihrer Kompetenz hinsichtlich der Anpassung der Prüfungsbedingungen sowie der Entscheidung zu individuellen Prüfungshilfen gestärkt werden, um den Nachteilsausgleich ordnungsgemäß zu gewähren.

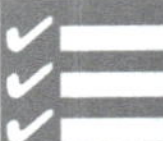

Je nach Einzelfall sollen folgende Nachteilsausgleiche geprüft werden:

- Vorgespräche mit Ausbilderinnen/Ausbildern des Prüflings, um eine bedarfsgerechte Prüfung zu gestalten (ggf. Einblick in Förderpläne),
- mündliche Prüfungsteile durch schriftliche ersetzen,
- individuelle Ansprache,
- Entspannungssituationen zulassen – individuell kurzfristige Pausen ermöglichen,
- Bewältigungsstrategien, die in einer Therapie eingeübt wurden, zulassen,
- Schaffung von Rückzugsmöglichkeiten anbieten,
- Anwesenheit einer vertrauten Person,
- Reduktion von Zeitdruck,
- erforderliche zusätzliche Pausen nicht von der Prüfungszeit abziehen,
- Einzelprüfung in separaten Räumen oder
- beim Auftreten von Konfliktsituationen Unterbrechungen ermöglichen, weil sonst das spezifische Potenzial nicht abgerufen werden kann.

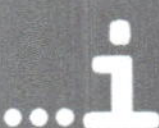

Weiterführende Informationen

- Dobslaff, Otto: Mutismus in der Schule. 1. Auflage. Wissenschaftsverlag Spiess, Berlin 2005.
- ICD-10 – F94, WHO Version 2013.
- www.muenster.de/stadt/schulamt/pdf/foerderung_hilfe.pdf (Stand: 30.04.2013)

Phobische Störungen/Angststörungen (Phobien)

Phobische Störungen (ICD-10 – F40) oder Angststörungen gehören neben Depressionen zu den häufigsten psychischen Erkrankungen. Phobien bilden eine Gruppe von Störungen ab, bei der Angst ausschließlich oder überwiegend durch eindeutig definierte, jedoch eigentlich ungefährliche Situationen hervorgerufen wird. Dabei tritt die phobische Angststörung häufig gleichzeitig mit Depression auf. Das Krankheitsbild ist dadurch gekennzeichnet, dass bei gleichzeitigem Fehlen akuter Gefahren und Bedrohungen eine exzessive Angstreaktion auftritt. Je nach Art der vorherrschenden Angst werden verschiedene Formen der Angststörung unterschieden: z. B. Soziale Phobie, Agoraphobie.

Die Angststörungen gehören mit einer Lebenszeitprävalenz von ca. 15 Prozent zu den häufigsten psychischen Erkrankungen (Psychotherapie Fachinformationen). Angaben zum Komplex Angststörungen und Berufsausbildung hingegen finden sich nur in den Statistiken zu den Berufsbildungswerken. Viele Menschen entwickeln die Symptome zwischen dem 20. und 30. Lebensjahr (www.bagbbw.de).

Verhaltensmerkmale

Phobien sind ausgeprägte Ängste, die durch bestimmte Situationen, Objekte oder Aktivitäten ausgelöst werden. Danach entwickelt sich eine zunehmende Vermeidung der auslösenden Situation. Dies kann bis zu einer ausgeprägten Beeinträchtigung des Alltagslebens führen.

Menschen mit einer **Sozialen Phobie** leiden immer dann unter einer starken Angst, wenn es um Begegnungen mit anderen Menschen geht. Sie ängstigen sich zum Beispiel in Gegenwart von anderen, etwas sagen zu müssen oder in irgendeiner Weise im Mittelpunkt zu stehen. Soziale Phobien beginnen meist schleichend schon in der Kindheit und werden zunächst einmal als „Schüchternheit" eingeschätzt. Später besteht die Gefahr, dass Alkohol als „Spannungslöser" eingesetzt wird. Ausgeprägte soziale Phobien können mit niedrigem Selbstwertgefühl und einer Furcht vor Kritik verbunden sein. Beschwerdemerkmale können sich durch Händezittern, Übelkeit oder Drang zum Wasserlassen äußern und bis hin zu Panikattacken steigern.

Die **Agoraphobie** („Platzangst") manifestiert sich in einer Angst vor Situationen, in denen man fürchtet, die Kontrolle zu verlieren, oder in denen keine Fluchtmöglichkeit vorhanden ist (vgl. Hopf 2009).

Die zuständigen Stellen/die Prüfungsausschüsse sollten in ihrer Kompetenz hinsichtlich der Anpassung der Prüfungsbedingungen sowie der Entscheidung zu individuellen Prüfungshilfen gestärkt werden, um den Nachteilsausgleich ordnungsgemäß zu gewähren.

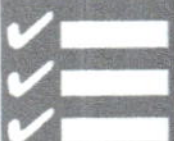

Je nach Einzelfall sollen folgende Nachteilsausgleiche geprüft werden:

In Prüfungssituationen ist zu beachten, dass Angststörungen abgebaut und Situationen vermieden werden, in denen Phobien auftreten können. Dies kann durch folgende Prüfungsmodifikationen ermöglicht werden:

- Vorgespräche mit Ausbilderinnen/Ausbildern des Prüflings, um eine bedarfsgerechte Prüfung zu gestalten (ggf. Einblick in Förderpläne),
- individuelle Ansprache,
- Schaffung von Rückzugsmöglichkeiten,
- Reduktion von Zeitdruck,
- Anwesenheit einer vertrauten Person,
- Entspannungsübungen,
- Ersatz einer mündlichen Prüfungsleistung durch eine schriftliche,
- Einzelprüfung in separaten Räumen oder
- beim Auftreten von Blockadesituationen Unterbrechungen ermöglichen, weil sonst das spezifische Potenzial nicht abgerufen werden kann.

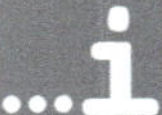

Weiterführende Informationen

- Bundesarbeitsgemeinschaft der Berufsbildungswerke, www.bagbbw.de (Stand: 10.07.2013)
- Hopf, Hans: Angststörungen bei Kindern und Jugendlichen: Diagnose, Indikation, Behandlung. Verlag Brandes und Apsel. 2009.
- ICD-10 - F40, WHO Version 2013.
- Psychotherapie Fachinformationen, dr-elze.de/angststoerungen-epidemiologie.html (Stand: 14.10.2013)
- Statistik der Schwerbehinderten Menschen 2009. Hrsg.: Statistisches Bundesamt. Wiesbaden 2012.

Verhaltens- und emotionale Störungen (Tic-Störungen – Tourette-Syndrom)

Tic-Störungen zeichnen sich dadurch aus, dass Betroffene plötzlich ungewöhnliche Bewegungen ausführen oder merkwürdige Laute von sich geben. In der Fachliteratur wird von nicht-rhythmischen Bewegungen funktioneller Muskelgruppen gesprochen. Es werden motorische und vokale Tics unterschieden, die in der Regel in drei Gruppen gegliedert werden: eine vorübergehende Tic-Störung im Kindesalter, eine chronische motorische oder vokale Tic-Störung oder – in ausgeprägter Form im Spektrum der Tic-Störungen – das Tourette-Syndrom (ICD-10 – F95).

Tic-Störungen treten oft in Verbindung mit anderen Verhaltensauffälligkeiten auf. Etwa 50 bis 60 Prozent der Jugendlichen mit Tic-Störungen sind von einer Aufmerksamkeitsdefizit-Hyperaktivitätsstörung (ADHS) und damit einhergehenden Lernschwierigkeiten betroffen (KRATZ 2004).

Nach Angaben der Deutschen Gesellschaft für Kinder- und Jugendpsychiatrie, Psychosomatik und Psychotherapie (DGKJP) leiden unter der kaum bekannten neuropsychiatrischen Erkrankung Tourette-Syndrom über 40.000 Kinder und Erwachsene in Deutschland (weltweite Prävalenz 4-10/10.000 Personen). Die Erkrankung ist nicht abhängig von der sozialen Schichtung, und es sind deutlich mehr Jungen als Mädchen betroffen (www.dgkjp.de).

Verhaltensmerkmale

Motorische Tics zeigen sich anfangs meist im Gesichtsbereich. Einfache motorische Tics sind z. B. Blinzeln, Kopfwerfen, Schulterzucken und Grimassieren, komplexe motorische Tics z. B. Bewegungen des Gesichts, Spielen an Haaren oder Kleidung, Klatschen, Springen, Berühren, Stampfen sowie Riechen an Gegenständen oder das Nachahmen der Bewegung einer anderen Person. Bei den vokalen Tics hingegen zeigen sich im Verhalten etwa Räuspern, Bellen, Grunzen oder Zischen, die Wiederholung zuletzt gehörter Laute bis hin zu Koprolalie (vulgäre Ausdrücke aus der Fäkalsprache). Menschen etwa mit dem Tourette-Syndrom neigen zu selbstverletzendem Verhalten sowie zum Ausstoßen obszöner Worte (KRATZ 2004).

Die Tic-Intensität nimmt in der Pubertät zu und kann sich im frühen Erwachsenenalter zumindest partiell zurückentwickeln. Unter Angst oder Stress treten Tics ausgeprägter auf, wohingegen sie in Entspannungsphasen schwächer ausgeprägt sind. Menschen mit Tic-Störungen sind oft niedergeschlagen, ängstlich oder ziehen sich zurück. Menschen im Umfeld können sich oft nicht vorstellen, dass Tics unwillkürlich auftreten.

Die zuständigen Stellen/die Prüfungsausschüsse sollten in ihrer Kompetenz hinsichtlich der Anpassung der Prüfungsbedingungen sowie der Entscheidung zu individuellen Prüfungshilfen gestärkt werden, um den Nachteilsausgleich ordnungsgemäß zu gewähren.

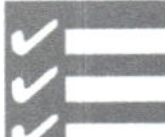

Je nach Einzelfall sollen folgende Nachteilsausgleiche geprüft werden:

In Prüfungssituationen ist zu beachten, dass Tic-Störungen, vor allem bei vokalen Tics, Reaktionen hervorrufen können, in denen Mitglieder des Prüfungsausschusses Störungen des Prüfungsverlaufs vermuten könnten oder Beleidigungen zu erkennen glauben. Eine Prüfungsmodifikation kann durch folgende Maßnahmen erfolgen:

- Vorgespräche mit Ausbilderinnen/Ausbildern des Prüflings, um eine bedarfsgerechte Prüfung zu gestalten (ggf. Einblick in Förderpläne),
- individuelle Ansprache,
- Entspannungssituationen zulassen – individuell kurzfristige Pausen ermöglichen,
- Bewältigungsstrategien, die in einer Therapie eingeübt wurden, zulassen,
- Schaffung von Rückzugsmöglichkeiten anbieten,
- Anwesenheit einer vertrauten Person,
- Reduktion von Zeitdruck,
- erforderliche zusätzliche Pausen nicht von der Prüfungszeit abziehen,
- Einzelprüfung in separaten Räumen oder
- beim Auftreten von Konfliktsituationen Unterbrechungen ermöglichen, weil sonst das spezifische Potenzial nicht abgerufen werden kann.

Weiterführende Informationen

- Deutsche Gesellschaft für Kinder- und Jugendpsychiatrie, Psychosomatik und Psychotherapie e. V. (DGKJP), www.dgkjp.de (Stand: 10.07.2013)
- ICD-10 – F95, WHO Version 2013.
- Interessenverband Tic & Tourette Syndrom e. V., www.iv-ts.de (Stand: 15.07.2013)
- Kratz, Oliver: Tic-Störungen: Klinik – Neurobiologie – Therapie. In: psychoneuro, 30(5), S. 257–262, 2004.

Psychische Störungen (Zwangsstörung)

Die Zwangsstörung gehört zur Gruppe der psychischen Störungen (ICD-10 – F42). Es wird insbesondere unterschieden zwischen Zwangsgedanken und Zwangshandlungen. Zwangsgedanken sind dabei bestimmte Vorstellungen, die zu einer stereotypen gedanklichen Beschäftigung führen. Diese Gedanken sind als quälend zu bezeichnen. Zwangshandlungen hingegen stellen Rituale oder Stereotypien dar, die als Vorbeugung gegen ein unwahrscheinliches Ereignis ausgeführt werden, von dem angenommen wird, dass es Schaden erzeugen könnte. Eine Unterdrückung der Zwangshandlungen verstärkt in der Regel deutlich die Angst (vgl. www.icd-code.de).

Die Zwangsstörung gilt heute als weiter verbreitet als früher angenommen. Das Krankheitsbild kann ein Spektrum von vorübergehenden Zwangsgedanken bzw. Zwangshandlungen bis zu schwierig zu behandelnden psychischen Erkrankungen umfassen. Die Prävalenzrate (Häufigkeit einer Krankheit in der Bevölkerung) wird im Spektrum von einem bis drei Prozent gesehen (http://psychiatriegespraech.de).

Verhaltensmerkmale

Auffallend bei Personen mit Zwangshandlungen oder Zwangsgedanken sind wiederkehrende, für den Außenstehenden unsinnig erscheinende Handlungen.

Weiterhin können körperliche Symptome wie Verspannungen der Muskulatur, Schwitzen, Röte im Gesicht und Zittern sichtbar werden.

Zwangsgedanken:

Immer wiederkehrende, anhaltende Gedanken/Vorstellungen/Impulse, die als unangenehm empfunden werden und große Angst oder Unbehagen hervorrufen (wie z. B. der Gedanke, etwas tun zu müssen, damit der Familie nichts passiert; alles sauber zu halten, damit man keine ansteckende Krankheit bekommt).
Diese Gedanken erfordern dann meist bestimmte Verhaltensweisen, sogenannte Zwangshandlungen.

Zwangshandlungen:

Ritualhaft wiederholte Verhaltensweisen (z. B. Waschen, Ordnen, Kontrollieren, bestimmte Dinge berühren/nicht berühren) oder gedankliche Handlungen, zu denen sich eine Person als Reaktion auf einen Zwangsgedanken gezwungen fühlt (z. B. immer bis 60 zählen, bevor eine Handlung erfolgt, beten, Wörter wiederholen).
Die Verhaltensweisen dienen dazu, Befürchtungen/Angst zu reduzieren.
Die Handlungen beeinträchtigen den alltäglichen Tagesablauf und dauern mindestens eine Stunde pro Tag, oft auch viel länger (nehmen manchmal fast die gesamte Zeit des Tages in Anspruch).

Die zuständigen Stellen/die Prüfungsausschüsse sollten in ihrer Kompetenz hinsichtlich der Anpassung der Prüfungsbedingungen sowie der Entscheidung zu individuellen Prüfungshilfen gestärkt werden, um den Nachteilsausgleich ordnungsgemäß zu gewähren.

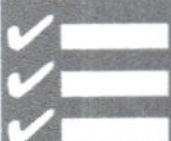

Je nach Einzelfall sollen folgende Nachteilsausgleiche geprüft werden:

In Prüfungssituationen ist zu beachten, dass Zwangsstörungen sehr unterschiedliche Reaktionen hervorrufen können. Ein vermehrtes Ausüben von Druck und das Stellen von Forderungen sowie moralische Appelle an Vernunft, Tüchtigkeit etc. sollten vermieden werden. Eine Prüfungsmodifikation kann durch folgende Maßnahmen erfolgen:

- Vorgespräche mit Ausbilderinnen/Ausbildern des Prüflings, um eine bedarfsgerechte Prüfung zu gestalten (ggf. Einblick in Förderpläne),
- Reduktion von Zeitdruck wg. Zwangshandlungen oder Zwangsgedanken oder leicht beruhigender Nebenwirkung der Medikamente und um den Druck/die Anspannung zu vermindern,
- Gewährung von Erholungspausen zwischen den einzelnen Prüfungsteilen,
- Anwesenheit einer vertrauten Person,
- Zwangshandlung nicht negativ ins Prüfungsergebnis einfließen lassen oder
- beim Auftreten von Konfliktsituationen Unterbrechungen ermöglichen, weil sonst das spezifische Potenzial nicht abgerufen werden kann.

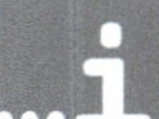

Weiterführende Informationen

- Deutsche Gesellschaft Zwangserkrankungen e.V., **www.zwaenge.de** (Stand: 10.07.2013)
- Hoffmann, Nicolas; Hofmann, Birgit: Wenn Zwänge das Leben einengen – Zwangsgedanken und Zwangshandlungen. Springer Verlag. 13. Aufl., Berlin 2011.
- ICD code, **www.icd-code.de** (Stand: 10.07.2013)
- ICD-10 – F42, WHO Version 2013.
- Psychiatriegespräch: Das Forum für Psychiatrie und Psychotherapie, **http://psychiatriegespraech.de** (Stand: 12.07.2013)

Aufmerksamkeitsdefizit-/Hyperaktivitätsstörung (ADS/ADHS)

ADHS ist eine bereits im Kindesalter beginnende psychische Störung, die sich durch Verhaltensprobleme im Bereich der Aufmerksamkeit, Impulsivität und Hyperaktivität darstellt. Gemäß dem Klassifikationsschema der World Health Organization (WHO) wird die Störung im ICD-10 – F90.0 bis F90.9 gelistet.

Bei der Aufmerksamkeitsdefizit-Hyperaktivitätsstörung werden drei Subtypen unterschieden:

- der vorherrschend unaufmerksame Subtyp (ADS),
- der vorherrschend hyperaktiv-impulsive Subtyp (ADHS),
- der gemischte Subtyp (ADS-ADHS).

Nach bevölkerungsbasierten Stichproben, die gemäß dem Diagnostic and Statistical Manual of Mental Disorders (DSM-IV) durchgeführt wurden, zeigt sich in der Gruppe der Kinder und Jugendlichen eine Prävalenz (Krankheitshäufigkeit) von zwei bis sieben Prozent. Vergleichsstudien basierend auf den ICD-10-Kriterien gehen hingegen von einer Prävalenz von ein bis zwei Prozent aus. Andere Untersuchungen sehen eine mittlere Rate von 3,9 Prozent (vgl. ICD-10 – F90.0 bis F90.9 sowie Bundesärztekammer 2005).

Verhaltensmerkmale

Der vorherrschend unaufmerksame Subtyp (ADS)

- ist häufig unaufmerksam gegenüber Details oder macht Sorgfaltsfehler bei den Schularbeiten und sonstigen Arbeiten und Aktivitäten,
- ist häufig nicht in der Lage, die Aufmerksamkeit bei Aufgaben und beim Spielen aufrechtzuerhalten,
- hört häufig scheinbar nicht, was ihm gesagt wird,
- kann oft Erklärungen nicht folgen oder seine Schularbeiten, Aufgaben oder Pflichten am Arbeitsplatz nicht erfüllen (nicht wegen oppositionellem Verhalten oder weil die Erklärungen nicht verstanden werden),
- ist häufig beeinträchtigt, Aufgaben und Aktivitäten zu organisieren, vermeidet häufig ungeliebte Arbeiten wie Hausaufgaben, die geistiges Durchhaltevermögen erfordern, verliert häufig Gegenstände, die für bestimmte Aufgaben wichtig sind, z. B. für Schularbeiten, Bleistifte, Bücher, Spielsachen und Werkzeuge,
- wird häufig von externen Stimuli abgelenkt, ist im Verlauf der alltäglichen Aktivitäten oft vergesslich,
- der hypoaktive Typ scheint eher verträumt und ruhig zu sein.

Der vorherrschend hyperaktiv-impulsive Subtyp (ADHS)

- fuchtelt häufig mit Händen und Füßen oder windet sich auf dem Sitz,
- verlässt seinen Platz im Klassenraum oder in anderen Situationen, in denen Sitzenbleiben erwartet wird,
- läuft häufig herum oder klettert in Situationen, in denen dies unpassend ist,
- ist häufig unnötig laut oder hat Schwierigkeiten bei leisen Beschäftigungen,
- zeigt ein anhaltendes Muster starker motorischer Aktivitäten, die durch den sozialen Kontext oder Verbote nicht durchgreifend beeinflussbar sind,

- platzt häufig mit der Antwort heraus, bevor die Frage beendet ist,
- kann häufig nicht warten, bis er in Gruppensituationen an die Reihe kommt,
- unterbricht und stört andere häufig (z. B. mischt sich ins Gespräch oder Arbeiten anderer ein),
- redet häufig dazwischen, ohne angemessen auf soziale Beschränkungen zu reagieren,
- reagiert häufig sehr irritiert auf Veränderungen (American Psychiatric Association DSM IV).

Berücksichtigung des Behinderungsbildes im Nachteilsausgleich für alle Subtypen

Je nach Subtyp sollen folgende Voraussetzungen geprüft werden:

- Vorgespräche mit Ausbilderinnen/Ausbildern des Prüflings, um eine bedarfsgerechte Prüfung zu gestalten (ggf. Einblick in die Förderpläne),
- Einzel- statt Gruppenprüfung, um Ablenkungen zu vermeiden,
- Zeitzugabe nach Festsetzung durch die Prüfungskommission, vor allem bei unaufmerksamem Subtyp,
- Prüfung an der eigenen Ausbildungsstätte oder am eigens eingerichteten Ausbildungs-/Arbeitsplatz, um Orientierung zu schaffen,
- Ausbildungsbeteiligte der Ausbildungsstätte und/oder der Schule nehmen als Betreuungspersonen oder als Prüfungsausschussmitglieder an der Prüfung teil,
- zusätzliche Pausen aufgrund herabgesetzter Konzentrationsleistung und motorischer Unruhe,
- Prüfling kann selbsterarbeitete Hilfen zur Förderung der Aufmerksamkeit/Orientierung nutzen wie z. B. Signalkarten/Symbole zur Steuerung der Arbeitsorganisation, eigene Formelsammlung etc.

Negativ können sich folgende Bedingungen auswirken:

- Erzeugung von unnötigem Zeitdruck,
- fehlendes notwendiges Vorwissen der Prüfungsausschussmitglieder über motorische, kognitive und/oder emotionale Einschränkungen des Prüflings,
- fehlende Orientierung für den Prüfling wie z. B. das Fehlen von kurzen, klaren Anweisungen, umfangreiche, unstrukturierte Aufgaben, unregelmäßige und unkonkrete Rückmeldungen seitens des Prüfungsausschusses,
- Veränderungen bezüglich Prüfungszeit und -ort.

Die zuständigen Stellen/die Prüfungsausschüsse sollten in ihrer Kompetenz hinsichtlich der Anpassung der Prüfungsbedingungen sowie der Entscheidung zu individuellen Prüfungshilfen gestärkt werden, um den Nachteilsausgleich ordnungsgemäß zu gewähren.

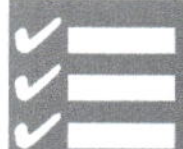

Je nach Einzelfall sollen folgende Nachteilsausgleiche geprüft werden:

- Vorgespräche mit Ausbilderinnen/Ausbildern des Prüflings, um eine bedarfsgerechte Prüfung zu gestalten (ggf. Einblick in Förderpläne),
- Zeitverlängerung bei Auszeiten/Unterbrechungen,
- Anwesenheit einer vertrauten Person,
- Einzelprüfung,
- kurze, klare Anweisungen,
- Zerlegung von Aufgaben in Teilaufgaben,
- konkrete, prompte Rückmeldungen,
- bekannte eigene Arbeitsumgebung, reizarmer Raum,
- Möglichkeiten geben, sich im Raum zu bewegen, ohne dass es sich negativ auf das Prüfungsergebnis auswirkt,
- Person, die Prüfling bei Ablenkung wieder zur Aufgabe hinführt, oder
- selbsterarbeitete Hilfsmittel wie Formelsammlung, Signalkarten/Symbole etc., um Aufmerksamkeit zu steuern.

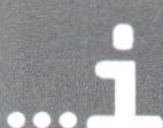

Weiterführende Informationen

- AMERICAN PSYCHIATRIC ASSOCIATION: Diagnostic and Statistical Manual of Mental Disorders. 4.th edition (DSM IV). Washington DC, American Psychiatric Association, 1994.
- BUNDESÄRZTEKAMMER: Stellungnahme zur „Aufmerksamkeitsdefizit-/Hyperaktivitätsstörung (ADHS)". 2005, www.bundesaerztekammer.de/page.asp?his=0.7.47.3161.3163 (Stand: 05.09.2013).
- DEUTSCHE GESELLSCHAFT FÜR KINDER- UND JUGENDPSYCHIATRIE UND PSYCHOTHERAPIE/ BUNDESARBEITSGEMEINSCHAFT LEITENDER KLINIKÄRZTE FÜR KINDER- UND JUGENDPSYCHIATRIE UND PSYCHOTHERAPIE/BERUFSVERBAND DER ÄRZTE FÜR KINDER- UND JUGENDPSYCHIATRIE UND PSYCHOTHERAPIE IN DEUTSCHLAND (Hrsg.): Leitlinie zur Diagnostik und Therapie von psychischen Störungen im Säuglings-, Kindes- und Jugendalter. Köln, Deutscher Ärzte-Verlag 2003, S. 237–249.
- ICD-10-F90.0 bis F90.9: Internationale statistische Klassifikation der Krankheiten und verwandter Gesundheitsprobleme. 10. Revision. German Modification. Version 2013.

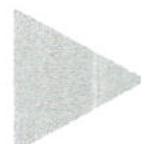

Teilleistungsstörungen

Unter Teilleistungsstörungen versteht man ausgeprägte Schwierigkeiten in Teilbereichen wie Rechnen, Lesen, Rechtschreiben, Sprechen oder der Motorik bei hinreichender Intelligenz, ausreichender Beschulung und Förderung sowie körperlicher und seelischer Gesundheit. Die Probleme können auch noch im Erwachsenenalter bestehen. Die Störungen können dazu führen, dass Betroffene ihr Potenzial nicht voll ausschöpfen, obwohl sie über die fachliche Eignung für den angestrebten Beruf verfügen.

Die Teilleistungsstörungen werden in den von der Weltgesundheitsorganisation (WHO) erstellten internationalen Klassifikationen von Krankheiten (ICD-10) unter „F81ff. Entwicklungsstörungen" wie folgt unterschieden:

1. Lese- und Rechtschreibstörung (F81.0)
2. Isolierte Rechtschreibstörung (F81.1)
3. Rechenstörung (F81.2)
4. Kombinierte Störungen schulischer Fertigkeiten (F81.3)
5. Sonstige Entwicklungsstörungen schulischer Fertigkeiten (F81.8)
6. Entwicklungsstörung schulischer Fertigkeiten, nicht näher bezeichnet (F81.9)
7. Entwicklungsstörungen der motorischen Funktionen (F82)
8. Störung der Fein- und Graphomotorik (F82.1)
9. Kombinierte umschriebene Entwicklungsstörungen (F83)

Lese-/Rechtschreibstörung (Legasthenie)

Es handelt sich um eine Störung, bei der der Erwerb der Schriftsprache von frühen Entwicklungsstadien an gestört ist, obwohl eine ausreichende Förderung und Beschulung stattgefunden hat und keine Intelligenzminderung vorliegt.

Das Hauptmerkmal der **Lese-/Rechtschreibstörung** (Legasthenie ICD-10 – F81.0) ist eine bedeutsame Beeinträchtigung in der Entwicklung der Lesefertigkeiten, trotz guter kognitiver Veranlagung. Das Leseverständnis, die Fähigkeit, gelesene Worte wiederzuerkennen sowie vorzulesen und Leistungen, für welche Lesefähigkeit nötig ist, können betroffen sein. Lesestörungen treten häufig gemeinsam mit einer Rechtschreibstörung auf und bestehen oft bis in das Erwachsenenalter fort.

Bei einer **isolierten Rechtschreibstörung** (ICD-10 – F81.1) handelt es sich um eine Störung, deren Hauptmerkmal in einer bedeutsamen Beeinträchtigung der Entwicklung von Rechtschreibfertigkeiten besteht. Die beiden Fähigkeiten, mündlich zu buchstabieren und Wörter korrekt zu schreiben, sind betroffen.

Verhaltensmerkmale

Es treten unterschiedliche Schweregrade auf, und die Legasthenie kann auch mit weiteren Störungsbildern wie einer Rechenstörung (Dyskalkulie), einer Aufmerksamkeitsstörung oder anderen Krankheiten einhergehen. Die deutlich verlangsamte Lesegeschwindigkeit steht oftmals im Vordergrund der Problematik. Insgesamt kann die ausgeprägte Lesestörung zu einem globalen Versagen führen, da das Lesen eine fundamentale Voraussetzung für den Wissenserwerb darstellt. Im Vordergrund der Rechtschreibstörung steht die Vielzahl von Rechtschreibfehlern. Teilweise werden nur Wortruinen verschriftlicht. Ferner fällt auf, dass ein und dasselbe Wort in einem Text mehrfach unterschiedlich falsch geschrieben wird. Die sogenannten typischen Legastheniefehler lassen sich aufgrund der häufig wechselnden Verschriftlichung einzelner Wörter nicht finden. Bei Textaufgaben ist das Verständnis der Aufgabenstellung durch die geringe Lesefähigkeit häufig beeinträchtigt.

Es können ferner eine isolierte Lese- sowie eine isolierte Rechtschreibstörung von der Lese-Rechtschreibstörung abgegrenzt werden. D. h., es gibt Betroffene, die nur spezifische Probleme beim Lesen haben, und Betroffene, die nur spezifische Probleme in der Rechtschreibung aufweisen. Am häufigsten treten Lese- und Rechtschreibschwierigkeiten gemeinsam auf.

Nicht selten haben legasthene Menschen zusätzlich psychische Probleme, die bereits vor dem Auftreten der Legasthenie vorhanden waren oder sich als Folge der Lese- und Rechtschreibschwierigkeiten entwickeln. Diese psychischen Auffälligkeiten sind vielfältig und beeinflussen die gesamte Entwicklung des betroffenen Menschen. Versagensängste, Prüfungsängste oder ein geringes Selbstwertgefühl sind häufig die Folge der fehlenden Akzeptanz und Toleranz bei einer Legasthenie.

Durch die Nutzung von technischen Hilfsmitteln und die Entwicklung von Kompensationsstrategien gibt es meist keine Einschränkungen in der beruflichen Tätigkeit.

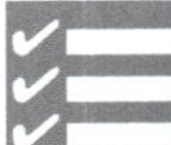

Berücksichtigung des Behinderungsbildes im Nachteilsausgleich

Die Ausprägungen der Beeinträchtigungen durch eine Legasthenie sind individuell sehr unterschiedlich, und es müssen anforderungsgerechte Nachteilsausgleiche geschaffen werden.

Die zuständigen Stellen/die Prüfungsausschüsse sollten in ihrer Kompetenz hinsichtlich der Anpassung der Prüfungsbedingungen sowie der Entscheidung zu individuellen Prüfungshilfen gestärkt werden, um den Nachteilsausgleich ordnungsgemäß zu gewähren.

Mögliche Beeinträchtigung	Je nach Einzelfall sollen folgende Nachteilsausgleiche geprüft werden:
Alle Probleme	▶ Vorgespräche mit Ausbilderinnen/Ausbildern des Prüflings, um eine bedarfsgerechte Prüfung zu gestalten (ggf. Einblick in Förderpläne)
Verlangsamung der Lesegeschwindigkeit	▶ Zeitverlängerung ▶ Vorlesen der Aufgabenstellung ▶ Vorlesesoftware oder ▶ Multiple-Choice-Fragen
Kein sinnentnehmendes Lesen	▶ Vorlesen der Aufgabenstellung oder ▶ Vorlesesoftware
Leseprobleme bei kleiner Schrift oder handgeschriebenen Aufgabenstellungen	▶ Aufgabenstellung in Großschrift oder ▶ Aufgaben digitalisieren und PC zur Vergrößerung der Schrift nutzen
Mangelhafte Rechtschreibung	▶ Hilfestellung durch z. B. eine Schreibkraft ▶ mündliche anstelle schriftlicher Prüfung oder ▶ Multiple-Choice-Fragen
Unleserliche Schrift	▶ mündliche anstelle schriftlicher Prüfung ▶ Schreibassistenz oder ▶ Multiple-Choice-Fragen
Probleme bei schriftlichen Prüfungen wegen Verlangsamung im Verschriftlichen der Antworten	▶ Zeitverlängerung ▶ mündliche anstelle schriftlicher Prüfung ▶ Schreibassistenz oder ▶ Multiple-Choice-Fragen
Verlangsamung beim Transfer vom Kurzzeitspeicher in den Langzeitspeicher	▶ Zeitverlängerung ▶ kleinere Arbeitseinheiten ▶ zeitliche Entzerrung der Prüfungseinheiten
Konzentrationsschwäche	▶ Zeitverlängerung ▶ längere Pausen oder ▶ Aufteilung der Aufgabenstellung in kleinere Einheiten
Beeinträchtigung des Arbeitsgedächtnisses	▶ Nutzung von ausgewählten, begründeten Funktionen eines Taschenrechners ▶ Nutzung von Formelsammlung oder ▶ Nutzung von Duden/Dictionary
Probleme beim Strukturieren von Aufgaben	▶ Unterstützung beim Vorstrukturieren der Aufgaben, klare und eindeutige Arbeitsanweisungen
Geringes Selbstwertgefühl	▶ positive Prüfungsatmosphäre ▶ wohlwollende Unterstützung oder ▶ Fokussierung auf Stärken
Versagensängste	▶ Begleitung einer Person des Vertrauens bei Prüfungen

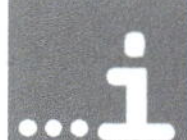

Weiterführende Informationen

- SCHULTE-KÖRNE, Gerd: Ratgeber Legasthenie. Frühzeitig erkennen. Richtig reagieren. Gezielt behandeln. Droemer Knaur, München 2009.

Weitere Informationen zu Teilleistungsstörungen sind online verfügbar unter: www.dimdi.de.

Rechenstörung (Dyskalkulie)

Es handelt sich um eine Störung, bei der bereits von frühen Entwicklungsstadien an Zahlen und Mengen nicht richtig erfasst werden können. Betroffene Menschen sind trotz ausreichender Beschulung und Intelligenz in ihren Rechenfertigkeiten stark beeinträchtigt.

In der internationalen Klassifikation der Weltgesundheitsorganisation (WHO) ist die **Rechenstörung** unter der Ziffer ICD-10 – F81.2 folgendermaßen definiert: „Diese Störung besteht in einer umschriebenen Beeinträchtigung von Rechenfertigkeiten, die nicht allein durch eine allgemeine Intelligenzminderung oder eine unangemessene Beschulung erklärbar ist. Das Defizit betrifft vor allem die Beherrschung grundlegender Rechenfertigkeiten wie Addition, Subtraktion, Multiplikation und Division, weniger die höheren mathematischen Fertigkeiten, die für Algebra, Trigonometrie, Geometrie oder Differenzial- oder Integralrechnung benötigt werden."

Eine ausgeprägte Rechenstörung kann zu generellem Schulversagen führen, wenn sich jahrelang Druck und Ängste auf Motivation, Lerneifer und Selbstbewusstsein und somit auf die allgemeine schulische Leistungsfähigkeit negativ auswirken. Die betroffenen Jugendlichen gehen daher meist schon mit einer hohen Vorbelastung in die Ausbildung. In der Ausbildung relativieren sich die Probleme meist sehr schnell, weil sich die Jugendlichen mehr auf ihre Stärken ausrichten können.

Verhaltensmerkmale

Menschen mit einer Dyskalkulie haben oftmals noch im Erwachsenenalter Probleme, Zeit, Mengen und Entfernungen einzuschätzen. So haben rechenschwache Menschen z. T. auch Probleme, Tages-, Wochen- und Jahresverlauf, Thermometer, Himmelsrichtungen, Uhr, Stromkreis oder geschichtliche Ereignisse zu verstehen bzw. einzuordnen. Auch die Orientierung mithilfe von Karten und Tabellen kann bei einer vorliegenden Dyskalkulie erhebliche Schwierigkeiten bereiten. Nicht selten haben Menschen mit einer Dyskalkulie zusätzlich psychische Probleme, die bereits vor dem Auftreten der Dyskalkulie vorhanden sind oder sich als Folge der Rechenschwierigkeiten entwickeln. Diese psychischen Auffälligkeiten sind vielfältig und beeinflussen die gesamte Entwicklung des betroffenen Menschen. Versagensängste, Prüfungsängste oder ein geringes Selbstwertgefühl sind häufig die Folge der fehlenden Akzeptanz und Toleranz bei einer Dyskalkulie.

Durch die Nutzung von technischen Hilfsmitteln und die Entwicklung von Kompensationsstrategien gibt es meist keine Einschränkungen in der beruflichen Tätigkeit.

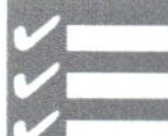

Berücksichtigung des Behinderungsbildes im Nachteilsausgleich

Die Dyskalkulie kann bis ins Erwachsenenalter fortbestehen. Aus diesem Grund ist es notwendig, Menschen, die von einer Dyskalkulie betroffen sind, über die gesamte Ausbildungszeit einen Nachteilsausgleich zu gewähren. Da die Ausprägungen der Beeinträchtigungen individuell sehr unterschiedlich sind, müssen anforderungsgerechte Nachteilsausgleiche geschaffen werden.

Die zuständigen Stellen/die Prüfungsausschüsse sollten in ihrer Kompetenz hinsichtlich der Anpassung der Prüfungsbedingungen sowie der Entscheidung zu individuellen Prüfungshilfen gestärkt werden, um den Nachteilsausgleich ordnungsgemäß zu gewähren.

Mögliche Beeinträchtigung	**Je nach Einzelfall sollen folgende Nachteilsausgleiche geprüft werden:**
Alle Probleme	▶ Vorgespräche mit Ausbilderinnen/Ausbildern des Prüflings, um eine bedarfsgerechte Prüfung zu gestalten (ggf. Einblick in Förderpläne)
Probleme beim Ausführen von Rechenoperationen	▶ Taschenrechner* (zur Durchführung von Grundrechenarten, nicht programmiert) ▶ Einsatz von Kalkulationsprogrammen* ▶ Formelsammlungen* ▶ Multiplikationstabelle* ▶ eigene Tabellen* oder ▶ veränderte Aufgabenstellung*
Verlangsamung	▶ Zeitverlängerung
Probleme beim Verständnis der Aufgabenstellung	▶ Vorlesen der Aufgabenstellung oder ▶ Erklärung der Aufgabenstellung
Probleme bei schriftlichen Prüfungen wegen Verlangsamung bei Rechenoperationen	▶ Zeitverlängerung
Verlangsamung beim Transfer vom Kurzzeitspeicher in den Langzeitspeicher	▶ Zeitverlängerung ▶ kleinere Arbeitseinheiten ▶ zeitliche Entzerrung der Prüfungseinheiten
Konzentrationsschwäche	▶ Zeitverlängerung ▶ längere Pausen oder ▶ Aufteilung der Aufgabenstellung in kleinere Einheiten
Beeinträchtigung des Arbeitsgedächtnisses	▶ Nutzung von ausgewählten, begründeten Funktionen eines Taschenrechners* (zur Durchführung von Grundrechenarten, nicht programmiert) ▶ Nutzung von Formelsammlung* oder ▶ eigene Tabellen*
Probleme beim Strukturieren von Aufgaben	▶ Unterstützung beim Vorstrukturieren der Aufgaben, klare und eindeutige Arbeitsanweisungen
Geringes Selbstwertgefühl	▶ positive Prüfungsatmosphäre ▶ wohlwollende Unterstützung oder ▶ Fokussierung auf Stärken
Versagensängste	▶ Begleitung einer Person des Vertrauens bei Prüfungen

* Dies darf jedoch nicht zu einer Veränderung des Prüfungsniveaus oder der Prüfungsqualität führen.

Weiterführende Informationen:

- Bundesverband Legasthenie und Dyskalkulie e. V., www.bvl-legasthenie.de
- www.bvl-infothek.de
- Landerl, Karin; Kaufmann, Liane: Dyskalkulie-Modelle, Diagnostik, Intervention. Reinhardt-Verlag, München 2008.

Klassifikationssysteme (ICD-10, ICF und DSM-V)

In Deutschland werden zur Klassifikation von Krankheiten überwiegend zwei komplementäre Systeme der Weltgesundheitsorganisation (WHO) verwendet:

- **International Classification of Diseases (ICD) und**
- **International Classification of Functioning, Disability and Health (ICF)**

Die internationale ICD-Klassifikation ist das wichtigste weltweit anerkannte Diagnoseklassifikationssystem der Medizin. Es wird von der WHO herausgegeben. Die aktuell international gültige Ausgabe ist ICD-10, Version 2013. Sie ist seit dem 1. Januar 2013 gültig.

„Die Internationale statistische Klassifikation der Krankheiten und verwandter Gesundheitsprobleme, 10. Revision, German Modification (ICD-10-GM) ist die amtliche Klassifikation zur Verschlüsselung von Diagnosen in der ambulanten und stationären Versorgung in Deutschland" (ICD-10-GM).

Im Bereich der psychischen Erkrankungen gilt Kapitel V mit der Notation F00 – F99: Psychische und Verhaltensstörungen.

Das zweite Klassifikationssystem betrifft die internationale Klassifikation der Funktionsfähigkeit, Behinderung und Gesundheit, kurz: ICF. Es wird wie folgt definiert:

„Allgemeines Ziel der ICF-Klassifikation ist, in einheitlicher und standardisierter Form eine Sprache und einen Rahmen zur Beschreibung von Gesundheits- und mit Gesundheit zusammenhängenden Zuständen zur Verfügung zu stellen" (ICF 2005, 9).

Diese Klassifikation dient der Beurteilung der Teilhabefähigkeit. Hierzu ist die Einstufung des Rehabilitationsbedarfs erforderlich im Zusammenhang mit der Frage, ob eine Person als wesentlich behindert eingestuft werden kann. Damit kann die ICF bei der personenzentrierten Planung von Rehabilitationsprozessen eingesetzt werden. Wichtig dabei ist, dass die ICF nur angewendet werden kann, wenn eine Erkrankung oder gesundheitliche Störung im Sinne des ICD-10 vorliegt.

Die beiden Klassifikationssysteme ICD-10 und ICF der WHO ergänzen einander. Anwenderinnen und Anwender sind deshalb nach den Aussagen des Deutschen Instituts für medizinische Dokumentation und Information, WHO-Kooperationszentrum für das System Internationaler Klassifikationen (DIMDI), aufgerufen, beide Klassifikationen der WHO gemeinsam zu verwenden: „Die ICD-10 stellt eine Diagnose von Krankheiten, Gesundheitsstörungen oder anderen Gesundheitszuständen zur Verfügung, und diese Information wird mit zusätzlichen Informationen zur Funktionsfähigkeit, welche die ICF liefert, erweitert" (ICF 2005, 10).

Die vorliegende Publikation bezieht sich schwerpunktmäßig bei der Beschreibung etwa der psychischen Erkrankungen auf den ICD-10. Für die Beantragung eines Nachteilsausgleichs für Auszubildende mit Behinderung kann bei Bedarf zusätzlich zu den hier vorgelegten Beschreibungen der Erkrankung der Umfang der jeweils individuell vorliegenden Funktionsfähigkeit nach ICF vorgenommen werden.

Abschließend sei noch auf das amerikanische Regelwerk DSM-5 (auch DSM-V) hingewiesen. Hierbei handelt es sich um die fünfte Auflage des von der American Psychiatric Association herausgegebenen Klassifikationssystems „Diagnostic and Statistical Manual of Mental Disorders". Die Version V gilt seit Mai 2013, wird aber kurz- bzw. mittelfristig für den Nachteilsausgleich eher geringe Relevanz besitzen. Interessant ist der neue Ansatz, die Einstufung der Diagnosen in „mild", „mittel" oder „schwer" zu klassifizieren.

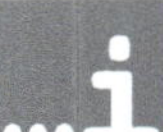

Weiterführende Informationen

- AMERICAN PSYCHIATRIC ASSOCIATION: Diagnostic and Statistical Manual of Mental Disorders (DSM-5). Arlington: American Psychiatric Publishing 2013.
- ICD-10-GM: Internationale statistische Klassifikation der Krankheiten und verwandter Gesundheitsprobleme. 10. Revision. German Modification. Version 2013, **www.dimdi.de** (Stand: 20.05.2013).
- ICD-10-GM: Infos und Datenbank beim Deutschen Institut für Medizinische Dokumentation und Information – DIMDI, mit Links auf weitere Klassifikationen im Gesundheitswesen, **www.dimdi.de** (Stand: 20.05.2013).
- ICF: Internationale Klassifikation der Funktionsfähigkeit, Behinderung und Gesundheit. Stand Oktober 2005. Hrsg.: Deutsches Institut für medizinische Dokumentation und Information, DIMDI. WHO-Kooperationszentrum für das System Internationaler Klassifikationen. World Health Organization, Genf 2005.

Teil IV

Ausgewählte Nachteilsausgleiche

Nachteilsausgleich

Die verschiedenen Behinderungen haben – wie bereits dargestellt – verschiedene Funktionsstörungen zur Folge. Häufig liegt zwar eine „führende" Behinderung vor, doch die bzw. der Betroffene hat noch weitere Einschränkungen. Komplexe Funktionsstörungen können die/den Betroffene/-n in Prüfungssituationen benachteiligen. Wichtig ist, dass die Prüfungsteilnehmerin bzw. der Prüfungsteilnehmer die Funktionsstörungen, die sie/ihn bei der Prüfung benachteiligen könnten, frühzeitig, spätestens jedoch mit der Anmeldung zur Prüfung, der zuständigen Stelle mitteilt und dieser in geeigneter Weise glaubhaft macht, z. B. durch ein ärztliches Attest. Diese Mitteilung sollte Vorschläge enthalten, wie der behinderungsbedingte Nachteil ausgeglichen werden könnte. Es empfiehlt sich, vorgeschlagene technische Hilfsmittel der zuständigen Stelle/den Prüfungsausschussmitgliedern vorzuführen und zu erklären, um die ordnungsgemäße Prüfungsorganisation zu ermöglichen und Vertrauen und Transparenz zu schaffen.

Die folgend genannten Nachteilsausgleiche stellen die üblichsten dar, wobei Art und Umfang **individuell** zu bestimmen sind. Hilfreich für diese Bestimmung können ärztliche oder psychologische Gutachten oder Stellungnahmen der Ausbilder/-innen, Lehrkräfte bzw. der begleitenden Psychologinnen/Psychologen sein. Oft werden die Prüfer/-innen keine Erfahrungen mit der auszugleichenden Behinderung haben, sodass sie auf Informationen der Beteiligten angewiesen sind. Über die Art und den Umfang des Nachteilsausgleichs entscheidet letztlich die zuständige Stelle/der Prüfungsausschuss innerhalb des Ermessensspielraums. Dabei ist zu beachten, dass ausschließlich der behinderungsbedingte Nachteil ausgeglichen wird, nicht jedoch das Prüfungsniveau oder der Prüfungsinhalt für die Betroffene oder den Betroffenen im Vergleich zu den anderen Prüfungsteilnehmenden verändert wird. Es handelt sich immer um eine Einzelfallbetrachtung.

Es sind die gesetzlichen Vorgaben, die Geheimhaltungsrichtlinien und der Gleichbehandlungsgrundsatz zu berücksichtigen.

Unterstützung durch Dritte

Jede Form der Behinderung hat vielfältige Auswirkungen auf die Persönlichkeit. Das muss bei der Organisation und Durchführung von Prüfungen berücksichtigt werden. Dabei spielt es keine Rolle, ob es sich um Menschen mit einer Sinnesbehinderung, einer Körperbehinderung, einer psychischen Behinderung oder einer kognitiven Beeinträchtigung handelt.

Die persönliche Unsicherheit und Verunsicherung, die sich gerade in Prüfungssituationen noch verstärken kann, muss generell berücksichtigt werden. Deshalb sollten die Prüfungen in einer Umgebung und Atmosphäre durchgeführt werden, die bei den Menschen mit Behinderung Vertrauen erweckt. Idealerweise eignen sich dazu die Räumlichkeiten der Ausbildungsstätte, in denen die Ausbildung absolviert wurde und die Vorbereitung auf die Prüfung stattgefunden hat. Unterstützt werden sollte dies durch vertraute Personen, die sich im Prüfungsraum bzw. in Sichtnähe aufhalten. Eine solche räumliche und personelle Umgebung schafft bei dem Menschen in der Prüfungssituation Vertrauen, sodass er seine Leistungsfähigkeit unter Beweis stellen kann.

Ein weiteres besonderes Hindernis stellt das Verstehen der Prüfungsaufgaben und Prüfungsfragen bei jungen behinderten Menschen dar. Der Nachteilsausgleich kann hierbei in der Form geleistet werden, dass Prüfungsfragen laut vorgelesen werden und durch entsprechende Betonung die Frage verständlich gemacht wird. Eine solche Lesehilfe kann auch im Einzelfall die Erläuterung von Prüfungsfragen vornehmen, ohne dass die Qualität und der Standard der Prüfung dadurch in Frage gestellt werden.

Darüber hinaus sollten die Prüfungsaufgaben für junge behinderte Menschen übersichtlich und anschaulich gestaltet sein. Komplexe Prüfungsaufgaben sollten deshalb in einzelne Teilaufgaben gegliedert werden.

Generell sollten die Prüfungsaufgaben für junge behinderte Menschen in einer Sprache abgefasst sein, die den Auswirkungen einer Behinderung angepasst ist. Weitere Details hierzu sind im Kapitel zur Textoptimierung (S. 68–69) beschrieben.

Bei Menschen mit Sinnesbehinderung ist der Einsatz von der jeweiligen Behinderung entsprechenden Hilfen zu ermöglichen. Das kann beispielsweise eine Gebärdensprachdolmetscherin/ein Gebärdensprachdolmetscher für Menschen mit Hörbehinderung sein oder ein Bildschirmlesegerät zur Textvergrößerung für Menschen mit Sehbehinderung.

Bei Menschen mit einer psychischen Behinderung wie beispielsweise Autismus sollten in den Prüfungen Spezialistinnen/Spezialisten zur Gestützten Kommunikation eingesetzt werden.

Die Gestützte Kommunikation versetzt Menschen, die nicht lautsprachlich kommunizieren können, also nicht sprechen können, in die Lage, sich zu äußern.

Bei der Kommunikation (mündlich und schriftlich) bekommt die betroffene Person eine sogenannte „Stützerin“ oder einen „Stützer“ zur Seite gestellt. Die Aufgabe der Stützerin/des Stützers ist es, die Betroffenen dabei motorisch zu unterstützen, ihren Willen zu äußern. Die Kommunikation funktioniert mithilfe von Tafeln oder einem Computer. Menschen, die nicht in der Lage sind, zu schreiben, nutzen Piktogramme, auf die sie deuten, um sich zu äußern. Menschen, die lesen und schreiben können, schreiben ihre Nachrichten. Entweder „buchstabieren“ sie durch Zeigen auf spezielle Tafeln, oder sie geben den Text in einen speziellen Computer ein – mithilfe der Stützerin/des Stützers.

Die Gestützte Kommunikation wird insbesondere von Menschen mit Autismus genutzt. Aber auch Menschen mit anderen Einschränkungen, die nicht lautsprachlich kommunizieren können, nutzen diese Methode, beispielsweise Menschen mit Down-Syndrom.

Die Gestützte Kommunikation ist in der Fachweilt weiterhin umstritten und wird kontrovers diskutiert.

Abzugrenzen ist die Gestützte Kommunikation von der Unterstützten Kommunikation, die überwiegend bei Menschen mit Körperbehinderung eingesetzt wird.

Bei der Unterstützten Kommunikation werden neben Symbolen, Piktogrammen und Gebärden (diese sind nicht mit den Gebärden der deutschen Gebärdensprache zu verwechseln) individuell angepasste Computer oder elektronische Hilfen eingesetzt.

Bei der Gewährung eines Nachteilsausgleiches insbesondere durch Hinzuziehung Dritter darf die Geheimhaltung nicht verletzt werden. Dafür haben alle Beteiligten Sorge zu tragen. Insbesondere können die zuständigen Stellen auf die Unterzeichnung erforderlicher Verpflichtungserklärungen bestehen.

Eine Einflussnahme Dritter auf das Prüfungsergebnis ist auszuschließen.

Ebenso sind die gesetzlichen Vorgaben hinsichtlich der Besetzung der Prüfungsausschüsse einzuhalten.

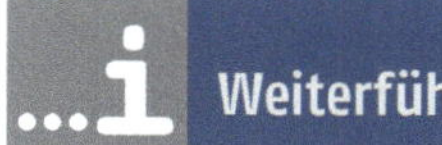

Weiterführende Informationen

▶ **www.fc-netz.de**

Räumliche Besonderheiten bei Prüfungen als Nachteilsausgleich

Grundsätzlich sollten Prüfungen in einer Umgebung durchgeführt werden, die den Menschen mit Behinderung vertraut ist. Darüber hinaus müssen auch behinderungsbedingt räumliche Besonderheiten berücksichtigt werden, um den Anforderungen des Einzelfalls gerecht zu werden.

Insbesondere bei Menschen mit psychischen Behinderungen (z. B. Angststörungen, Autismus, Borderline, Tic-Störungen) sollten Ruheräume zur Entspannung oder Rückzugsräume zur Bearbeitung einzelner Aufgaben zur Verfügung stehen. Gegebenenfalls sollte die gesamte Prüfung in einem separaten Raum durchgeführt werden.

Bestimmte körperliche Behinderungen erfordern das häufige Aufsuchen einer Toilette. In diesen Fällen müssen in unmittelbarer Nähe des Prüfungsortes geeignete Toiletten benutzbar sein, wo eventuell auch eine Schutzhose (Inkontinenzschutz) gewechselt werden kann.

Weitere räumliche Besonderheiten und Erfordernisse sollten in Bezug auf den Einzelfall zwischen dem Prüfling, der zuständigen Stelle und dem Ausbildungspersonal rechtzeitig (spätestens jedoch bei der Anmeldung zur Prüfung) abgestimmt werden.

Textoptimierte Prüfungsaufgaben

Textoptimierte Prüfungsaufgaben sind so formuliert, dass sie leicht zu verstehen sind. Das bedeutet: Die fachlichen Inhalte und die fachsprachlichen Anforderungen der Aufgaben entsprechen denen der Regelprüfungen, aber die Aufgabentexte enthalten wenig bis keine standardsprachlichen Barrieren.

Hintergrund: Viele Prüfungsaufgaben sind sprachlich sehr verdichtet und grammatikalisch komplex. Prüflinge mit geringer Sprachkompetenz haben große Schwierigkeiten mit dieser besonderen sprachlichen Form von Prüfungsaufgaben. Besonders stark betroffen sind i.d.R. Prüflinge mit behinderungsbedingt eingeschränkter Sprachkompetenz, d. h. Auszubildende mit Hörbehinderung, Lernbehinderung oder neurologischen Problemen (z. B. Aphasie nach einem Unfall).

Originalaufgabe

Im Versandlager stehen Ihnen die nachfolgend aufgeführten Arbeitsmaschinen, Förderzeuge sowie Hebezeuge zur Verfügung, um das in Bodenlagerung abgestellte Bohrwerk zu verladen. Wählen Sie das Gerät aus, mit dem Sie unter Beachtung eines schonenden Materialumgangs und unter Anwendung der Sicherheitsvorschriften eine ordnungsgemäße Verladung durchführen können!

1. Mobilkran 10 t
2. Hebebühne 12 t
3. Portalkran 16 t
4. Dieselstapler mit Seitenschubgerät 9 t
5. Schwerlast-Plattformwagen und Ladebühne

(Fachlagerist, Sommer 2009)

Textoptimierte Aufgabe

Güter lagern und bearbeiten
Das Bohrwerk ist in Bodenlagerung abgestellt.
Sie sollen das Bohrwerk verladen.

Wählen Sie das geeignete Gerät aus!
Wichtig: Material schonen!
Sicherheitsvorschriften beachten!

1. Mobilkran 10 t
2. Hebebühne 12 t
3. Portalkran 16 t
4. Dieselstapler mit Seitenschubgerät 9 t
5. Schwerlast-Plattformwagen und Ladebühne

Wenn Prüflinge die Aufgaben wegen *sprachlicher* Schwierigkeiten nicht verstehen, dann antworten sie vermehrt falsch oder gar nicht, auch wenn sie die richtigen Antworten wissen.

Folgen: Die Fachkompetenz der Prüflinge wird schlechter bewertet, als sie ist.
Die Prüfungsvalidität sinkt.

Vielen Prüflingen hilft die sprachliche Modifikation der Aufgaben (Textoptimierung); Zeitzugaben oder Rückfragemöglichkeiten sind in den meisten Fällen nicht ausreichend.

Wie funktioniert Textoptimierung? Bei der Textoptimierung (TOP) werden die Aufgaben so (um-)formuliert, dass die Prüflinge wenig bis keine sprachlichen Schwierigkeiten mit den Aufgabentexten haben und schnell verstehen, was gefragt bzw. zu tun ist. Die Modifikationen der Aufgabentexte beziehen sich vor allem auf die Standardsprache; die Aufgabeninhalte und die Fachsprache bleiben erhalten.

Meist erstellen spezialisierte Sprachwissenschaftler/-innen oder Berufspädagoginnen/Berufspädagogen TOP-Prüfungen; für die fachliche Qualität werden Fachexpertinnen/Fachexperten eingebunden.

Hinweis: Der Zentral-Fachausschuss Berufsbildung Druck und Medien (ZFA) bietet seit 2010 zentral erstellte TOP-Prüfungen für Medientechnologinnen/Medientechnologen und Mediengestalterinnen/Mediengestalter an.

Leichte Sprache

Für Prüflinge mit Lernbehinderung oder anderen kognitiven Schwierigkeiten kann es nötig sein, Prüfungen in Leichter Sprache anzubieten. Bei der Umformulierung in Leichte Sprache werden – zusätzlich zur Vereinfachung der Sprache – auch komplexe Inhalte erklärt oder vereinfacht dargestellt. Anders als bei textoptimierten Prüfungen für z. B. hörbehinderte Prüflinge werden somit bei Texten in Leichter Sprache auch kognitive Hilfen gegeben.

Technische Hilfen

Technische Hilfen kommen oft bei motorischen oder sensorischen Einschränkungen (Hörbehinderung, Sehbehinderung) zum Einsatz. Aber auch bei einer Lese-/Rechtschreibstörung (Legasthenie), einer Rechenstörung (Dyskalkulie) oder bei Sprechproblemen sind technische Hilfen eine Option.

Die meisten technischen Hilfen überbrücken Bewegungs-, sensorische oder Kommunikationsbarrieren. Sie sind i.d.R. individuell angepasst, wobei viele verschiedene Technologien zum Einsatz kommen können. So gibt es verschiedene Spezialgeräte und Software für sehbehinderte und blinde Menschen. Ganz andere – und wiederum sehr verschiedene – Möglichkeiten bieten sich für motorisch eingeschränkte Menschen.

Teilleistungsstörungen wie Lese-/Rechtschreibstörung und Rechenstörung können u. a. mit allgemein verfügbarer Vorlese-Software, Rechtschreibkorrekturprogrammen oder Taschenrechnern (zur Durchführung von Grundrechenarten, nicht programmiert) ausgeglichen werden.

Für die Prüfung können diejenigen technischen Hilfen zugelassen werden, die die Prüflinge auch im Ausbildungs- bzw. Berufsalltag zur Verfügung haben.

Hinweis: Beim Einsatz von Spezial-Software auf Standard-Computern, Tablet-PCs und Smartphones gilt es abzuwägen,

- ob die prüfende Institution ein Gerät zur Verfügung stellen kann,
- ob das individuell angepasste Gerät der Auszubildenden eingesetzt werden könnte,
- ob an zentraler Stelle Geräte bereitgestellt werden könnten und
- dass die technischen Hilfsmittel das Prüfungsniveau oder die Prüfungsinhalte nicht verändern dürfen.

Bei gestellten Geräten mangelt es oft an den notwendigen Funktionalitätstests, sodass die Gefahr besteht, dass die Technik zum Prüfungstermin nur mangelhaft funktioniert. Beim Zulassen der persönlichen Geräte muss sichergestellt sein, dass keine unzulässigen Hilfsmittel zum Einsatz kommen.

Zeitstruktur

Verlängerung der Prüfungszeit (in Orientierungshilfe: Zeitverlängerung): Jede Einschränkung muss kompensiert werden, und Kompensation braucht Zeit. Daher werden die meisten Nachteilsausgleiche durch eine Verlängerung der Prüfungszeit ergänzt. Nur für wenige Einschränkungen ist die Zeitverlängerung allein schon ein ausreichender Nachteilsausgleich. Wie groß die Zeitverlängerung ausfallen sollte, muss individuell geklärt werden.

Hintergrund: Viele motorische und kognitive Einschränkungen führen zur verlangsamten Ausführung von motorischen Handlungen bzw. Denkhandlungen. Auch das Arbeiten mit technischen Hilfsmitteln wie Lupen oder speziellen Eingabegeräten erfordert mehr Zeit. Sprachliche Einschränkungen, z. B. infolge von Hörbehinderungen oder neurologischen Problemen nach Unfällen, sowie Leseschwierigkeiten beeinträchtigen die schnelle (automatisierte) Aufnahme und Verarbeitung sprachlicher Informationen und führen zu einer generell verlangsamten Sprachverarbeitung. Auch das Dolmetschen oder Vorlesen von Prüfungsaufgaben verlängert die Zeit, die die Prüflinge für das Erfassen der Aufgaben brauchen.

Flexible Pausen (Zeitpunkt, Dauer) sind eine wichtige Maßnahme zur Unterstützung der Konzentrationsfähigkeit und zur Regulierung des Prüfungsstresses.

Hintergrund: Die Konzentrationsfähigkeit kann u. a. durch psychische Behinderungen und neuronale Erkrankungen, aber auch durch Autismus oder ADHS eingeschränkt sein. Konzentrationsprobleme können auch als Sekundärphänomen auftreten, z. B. wenn Prüflinge mit Schwierigkeiten im sprachlichen Bereich oder Leseproblemen sehr viel Konzentration für die sprachliche Entschlüsselung der Prüfungsaufgaben brauchen oder wenn Prüflinge mit motorischen Einschränkungen sich sehr anstrengen müssen, um bestimmte Bewegungen auszuführen. Als Faustformel gilt: Je mehr Anstrengung die Prüflinge für die Erfassung der äußeren bzw.

sprachlichen „Form" der Prüfung aufbringen müssen, desto geringer ist die Konzentrationsfähigkeit für die fachlichen Inhalte. Ausreichend (lange) Pausen sind eine wichtige Maßnahme, um die Konzentrationsfähigkeit aufrechtzuerhalten oder wiederherzustellen.

Für Prüflinge mit Angst und stressbedingten Blockaden ist besonders wichtig, dass sie ihre Pausenzeiten selbst bestimmen können.

Hinweis: Veränderungen der Pausenstruktur gelten nicht als Verlängerung der Prüfungszeit.

Strecken der Prüfung auf mehrere Tage: Diese Anpassung ist vor allem für Prüflinge mit sehr geringer Belastbarkeit (körperlich oder psychisch) wichtig. Bei bundesweit oder regional einheitlichen Prüfungen muss z. B. sichergestellt sein, dass die Geheimhaltungsvorgaben der zuständigen Stellen beachtet werden.

Sprachliche und andere Hilfen in der mündlichen Prüfung/ im Fachgespräch

In mündlichen Prüfungssituationen besteht direkter Kontakt zwischen den Prüfenden und den Prüflingen. Hier ist es besonders wichtig, dass die Prüfenden über die Behinderung der Prüflinge und über deren konkrete Auswirkungen sehr gut informiert sind. Die Prüfenden sollten ausreichend Hintergrundwissen haben, um behinderungsbedingte Abweichungen vom „normalen" Prüfungsverhalten als solche zu erkennen und dementsprechend zu handeln.

In einer mündlichen Prüfung soll sich die fachliche Leistung in einem Wechselspiel von fachbezogenem (Sprach-)Verstehen und fachbezogenem sprachlichen Reagieren zeigen. In Fachgesprächen geht es u. a. um das nachvollziehbare Darstellen von fachlichen Zusammenhängen und das Erläutern von Arbeitsschritten. In jedem Fall sind die Anforderungen an Kontakt- und Konzentrationsfähigkeit sowie an eine schnelle und präzise Ausdrucksfähigkeit sehr hoch.

Mündliche Prüfungssituationen kommen in der Regel in zweierlei Hinsicht für Nachteilsausgleiche infrage.

(1) Für Prüflinge, die Schwierigkeiten mit dem (physikalischen) Wahrnehmen gesprochener Sprache haben, z. B. aufgrund einer Hörbehinderung. Hier muss individuell abgeklärt werden, welcher Nachteilsausgleich effektiv ist.

Im Bereich Hörbehinderung können Nachteilsausgleiche u. a. sein:

- technische Hilfen, z. B. spezielle Mikrofone oder Verstärker,
- Schriftdolmetscher/-innen für Prüflinge, die lautsprachlich orientiert sind, aber geschriebenes Deutsch bevorzugen, weil sie gesprochene Sprache schlecht oder gar nicht hören (Schriftdolmetscher/-innen schreiben in Echtzeit mit, was das Gegenüber sagt, sodass der Prüfling mitlesen kann),
- Gebärdensprachdolmetscher/-innen bzw. gebärdensprachkompetente Prüfende für Prüflinge, die die Deutsche Gebärdensprache (DGS) oder gesprochenes Deutsch in Kombination mit lautsprachbegleitenden Gebärden (LBG) bevorzugen,
- Umwandlung der mündlichen Prüfung in eine schriftliche Prüfung.

(2) Die mündliche Prüfung kann auch generell als Prüfungsmethode problematisch sein – die Kontaktsituation, das schnelle Reagieren-Müssen, das Sprechen-Müssen. Dies trifft sowohl auf hör- bzw. sprachbehinderte Prüflinge zu als auch auf Prüflinge mit psychischen und emotionalen Einschränkungen, Autismus, Mutismus usw.
Wichtigstes Ziel muss eine entspannte und angstfreie Situation und Kommunikation sein.

Dazu gehören z. B.:

- Pausen oder kurze Auszeiten oder
- die Anwesenheit einer vertrauten Person oder
- das Prüfen an einem vertrauten Ort.

Im Sinne einer barrierefreien Kommunikation sollte in mündlichen Prüfungen

- generell „Einfache Sprache“ gesprochen werden (vgl. „Textoptimierung“), d. h., die Prüfenden sollten einfach strukturierte, kurze Fragen stellen, die man sofort versteht. Lange Beschreibungen von Arbeitssituationen oder Eingangsszenarien sind zu vermeiden. Stattdessen sollte der/die Prüfende an einem Gegenstand oder Bild zeigen, worum es geht, und das Thema durch möglichst viele konkrete Handlungen veranschaulichen.
- Arbeitsaufträge und Fragen kann man vorab (textoptimiert) vorformulieren und eventuell zusätzlich auch schriftlich vorlegen.
- Über Blickkontakt und Nachfragen sollte geprüft werden, ob es Verständnisprobleme gibt (Hinweis: Nicht fragen: „Haben Sie das verstanden?“, sondern: „*Was* haben Sie verstanden?“).

Die Prüflinge sollten das Gefühl haben, dass sie die Prüfung mit Zeit und Ruhe absolvieren können und dass die Kommunikation mit den Prüfenden sicher gelingt. Erst dann werden sie in der Lage sein, ihr Wissen und ihre Fertigkeiten adäquat abzurufen.

(3) Prüflinge, die wenig oder keine Lautsprache äußern können, nutzen meist elektronische Kommunikationshilfen (Unterstützte Kommunikation). Die Ansteuerung der Kommunikationshilfen kann sehr verschieden erfolgen: Oft werden die Hände oder die Augen benutzt, um Buchstaben auszuwählen oder den Computer ganze Aussagen sprechen zu lassen. Anders als bei der Gestützten Kommunikation (vgl. S. 66–67) ist bei der Unterstützten Kommunikation keine Stützerin/kein Stützer oder Helferin/Helfer in den Kommunikationsprozess eingebunden.

Teil V

Fallbeispiele

- Blindheit/Sehbehinderungen
- Hörschädigung/Gehörlosigkeit und Sprachbehinderungen
- Internistische/chronische Erkrankungen
- Körperbehinderungen
- Lernbehinderungen
- Psychische Behinderungen
- Teilleistungsstörungen
  - Lese-/Rechtschreibstörung (Legasthenie)
  - Rechenstörung (Dyskalkulie)

(Bei nachstehenden Fallbeispielen handelt es sich um Anwendungsbeispiele der Vergangenheit)

Fallbeispiele zu Blindheit/ Sehbehinderungen

Fallbeispiel zu Blindheit/Sehbehinderungen

Ausbildungsberuf: Fachinformatiker/-in, Informatikkaufmann/-frau, Kaufmann/-frau im Gesundheitswesen, Servicekraft für Dialogmarketing

Behinderungsart:	Blindheit/hochgradige Sehbehinderung
▶ Beeinträchtigung:	Kein oder nur eingeschränkt nutzbares Sehvermögen.
Notwendige Prüfungsmodifikationen durch Anpassung	
▶ der technischen Hilfen:	Bildschirmvergrößerung, Braillezeile, Screenreader (Bildschirmleseprogramm), Sprachausgabe
▶ der Zeitstruktur:	Verlängerung der Prüfungszeit um bis zu 50 Prozent
▶ der personellen Unterstützung:	Anwesenheit einer zusätzlichen „Vorlesekraft"
▶ der Aufgabenstellung:	Die Aufgaben werden am PC bearbeitet und gelöst. Hierfür ist eine vorherige Bearbeitung, insbesondere eine Verbalisierung von Grafiken, notwendig (Prüfungsniveau oder Prüfungsinhalte dürfen nicht verändert werden).
▶ der Räumlichkeiten:	Die Prüfung wird am Ausbildungsplatz (Bildungswerk für Blinde/Sehbehinderte) durchgeführt.
▶ Sonstiges:	Die Auswertung der ungebundenen (Multiple Choice) Prüfungsbereiche findet anhand des Papierausdrucks statt. Die Lösungen der gebundenen (freischriftliche Beantwortung) Prüfungsbereiche werden von den Prüfungsaufsichten in den Lösungsbogen übertragen.

Fallbeispiel zu Blindheit/Sehbehinderungen

Ausbildungsberuf: Fachinformatiker/-in

Behinderungsart:	Sehbehinderung
▶ **Beeinträchtigung:**	Teilweise bis vollständige Erblindung bzw. Einschränkung des Sehvermögens
Notwendige Prüfungsmodifikationen durch Anpassung	
▶ **der technischen Hilfen:**	Schriftliche Prüfungsaufgaben werden vergrößert bzw. in Brailleschrift übersetzt; Prüfungsteilnehmer/-in benutzt einen elektronischen Vorleser, div. Sehhilfen; Aufgaben komplett digital mit entsprechender Vergrößerung.
▶ **der Zeitstruktur:**	Je nach ärztlichem Attest erhält der Prüfling mehr Zeit für die Durchführung.
▶ **der personellen Unterstützung:**	Schriftliche Prüfung wird in einem separaten Raum abgenommen; eine Person steht zur Verfügung, um Schaubilder zu beschreiben; Ausbilder/-in ist vor Ort und bereitet den Prüfungsraum entsprechend vor (Verschattung, Beleuchtung etc.).
▶ **der Aufgabenstellung:**	
▶ **der Räumlichkeiten:**	Je nach Behinderungsgrad finden Fachgespräche und Präsentation im eigenen Betrieb statt.
▶ **Sonstiges:**	Enge Absprache mit der Ausbilderin/dem Ausbilder, welche Maßnahmen für den einzelnen Prüfling nötig und sinnvoll sind.

Fallbeispiel zu Blindheit/Sehbehinderungen

Ausbildungsberuf: Bankkaufmann/-frau

Behinderungsart:	Sehbehinderung
▶ **Beeinträchtigung:**	Sehkraft von ca. fünf Prozent.
Notwendige Prüfungsmodifikationen durch Anpassung	
▶ **der technischen Hilfen:**	Laptop mit Vergrößerungssoftware und Sprachausgabe
▶ **der Zeitstruktur:**	50 Prozent Zeitverlängerung
▶ **der personellen Unterstützung:**	Zusätzliche Person (Prüfer/-in) ist anwesend, die die Grafiken und Tabellen erläutert und die Lösungen der programmierten (Multiple Choice) Teile in den Lösungsbogen einträgt.
▶ **der Aufgabenstellung:**	Aufgabenstellung wird durch die Aufgabenerstellungseinrichtung, hier AkA, als Word-Dokument zur Verfügung gestellt.
▶ **der Räumlichkeiten:**	Gesonderter Raum erforderlich
▶ **Sonstiges:**	

Fallbeispiel zu Blindheit/Sehbehinderungen

Bei allen schriftlichen Prüfungen in allen Ausbildungsberufen geeignet

Behinderungsart:	Sehbehinderung
▶ Beeinträchtigung:	Aufgaben können nur mit Mühe gelesen werden.
Notwendige Prüfungsmodifikationen durch Anpassung	
▶ der technischen Hilfen:	Gegebenenfalls Leselupe oder sonstige Hilfsmittel (ist vom Prüfling zu stellen)
▶ der Zeitstruktur:	Je nach Schwere der Behinderung ca. 30 bis 50 Prozent Zeitzugabe (Ermessensentscheidung, Vorlage ärztliches Attest)
▶ der personellen Unterstützung:	
▶ der Aufgabenstellung:	
▶ der Räumlichkeiten:	Ggf. separater Raum
▶ Sonstiges:	

Fallbeispiel zu Blindheit/Sehbehinderungen

Ausbildungsberuf: Bürokaufmann/-frau

Behinderungsart:	Sehbehinderung
▶ Beeinträchtigung:	Durch die starke Sehbehinderung ist ein Erfassen und Bearbeiten der Aufgabenstellungen im Rahmen der normalen Prüfungszeit nicht möglich.
Notwendige Prüfungsmodifikationen durch Anpassung	
▶ der technischen Hilfen:	Laptop, extra vergrößerte Schriftgröße
▶ der Zeitstruktur:	Prüfungszeitverlängerung um 10 Prozent
▶ der personellen Unterstützung:	Vergrößerung der Aufgabensätze von DIN A4 auf DIN A3
▶ der Aufgabenstellung:	
▶ der Räumlichkeiten:	
▶ Sonstiges:	Prüfer/-in überträgt im Beisein des Prüflings nach Prüfung die Lösungen in die Lösungsbogen

Fallbeispiel zu Blindheit/Sehbehinderungen

Ausbildungsberuf: Industriekaufmann/-frau

Behinderungsart:	Sehbehinderung
▶ Beeinträchtigung:	Sehr starke Sehbehinderung, Behinderungsgrad 100 Prozent.
Notwendige Prüfungsmodifikationen durch Anpassung	
▶ der technischen Hilfen:	Vergrößerung der Prüfungsaufgaben auf DIN A3, zusätzlich wurde die Aufgabenstellung über eine Kamera, die mit einem Computer verbunden war, vergrößert am Bildschirm dargestellt.
▶ der Zeitstruktur:	Verlängerung der Prüfungszeit im Fach „Geschäftsprozesse" um 35 Minuten, in den Fächern „Kaufmännische Steuerung und Kontrolle" und „Wirtschafts- und Sozialkunde" jeweils um 20 Minuten.
▶ der personellen Unterstützung:	Die Lösungen in den programmierten (Multiple Choice) Prüfungsfächern wurden mithilfe der Prüfungsaufsicht in den Lösungsbogen übertragen. Einzelprüfung
▶ der Aufgabenstellung:	
▶ der Räumlichkeiten:	Die Prüfung wurde in den Räumen der IHK durchgeführt.
▶ Sonstiges:	

Fallbeispiel zu Blindheit/Sehbehinderungen

Ausbildungsberuf: Zerspanungsmechaniker/-in

Behinderungsart:	Eingeschränkte Sehfähigkeit
▶ Beeinträchtigung:	Verminderte Sehfähigkeit (Unterstützung durch spezielle Brille)
Notwendige Prüfungsmodifikationen durch Anpassung	
▶ der technischen Hilfen:	Verstärkung der Beleuchtung, Brille
▶ der Zeitstruktur:	Zeitverlängerung um 20 Prozent
▶ der personellen Unterstützung:	Verstärkte Betreuung durch Prüfer
▶ der Aufgabenstellung:	
▶ der Räumlichkeiten:	Prüfungsdurchführung am Arbeitsplatz
▶ Sonstiges:	Hinweis an die Prüfer/-innen zum Behinderungsgrad und zu den speziellen Prüfungsvereinbarungen

Fallbeispiel zu Blindheit/Sehbehinderungen

Ausbildungsberuf: verschiedene kaufmännische Ausbildungsberufe, z. B. Bürokauffrau/-mann, Fachinformatiker/-in, Fachkraft für Lagerlogistik, Kauffrau/-kaufmann für Bürokommunikation, Verkäufer/-in

Behinderungsart:	Beeinträchtigung der Sehfähigkeit
▶ Beeinträchtigung:	Verminderung der Sehschärfe in verschiedenen starken Ausprägungen
Notwendige Prüfungsmodifikationen durch Anpassung	
▶ der technischen Hilfen:	Vergrößerungsbedarf, in Einzelfällen Prüfung am PC notwendig Hilfsmittel: Bildschirmlesegerät, PC mit Zoom-Text, Braille-Zeile
▶ der Zeitstruktur:	Zeitzugabe in der Regel 20 bis 25 Prozent
▶ der personellen Unterstützung:	Anwesenheit einer Mitarbeiterin/eines Mitarbeiters der Blindenschule
▶ der Aufgabenstellung:	
▶ der Räumlichkeiten:	Durchführung der kaufmännischen Zwischenprüfung in Räumlichkeiten der Blindeneinrichtung wegen benötigter Hilfsmittel, s. o.
▶ Sonstiges:	

Fallbeispiel zu Blindheit/Sehbehinderungen

Ausbildungsberuf: Kauffrau/Kaufmann im Einzelhandel

Behinderungsart:	Netzhautablösung und Vernarbung 20 Prozent Sehkraft
▶ Beeinträchtigung:	Starke Sehschwäche
Notwendige Prüfungsmodifikationen durch Anpassung	
▶ der technischen Hilfen:	Elektronische Vergrößerungssysteme
▶ der Zeitstruktur:	Zeitverlängerung
▶ der personellen Unterstützung:	Einzelprüfung
▶ der Aufgabenstellung:	Aufgabe der mündlichen Prüfung wurde auf DIN A3 vergrößert.
▶ der Räumlichkeiten:	
▶ Sonstiges:	

Fallbeispiele zu Hörschädigung/ Gehörlosigkeit und Sprachbehinderungen

Fallbeispiel zu Mehrfachbehinderungen

Ausbildungsberuf: Informatikkaufmann/-kauffrau

Behinderungsart:	Schwerer Herzfehler, Minderwuchs, Verkrümmung der Wirbelsäule, Schallempfindungsschwerhörigkeit
▶ **Beeinträchtigung:**	Geringgradige Schallleitungsschwerhörigkeit
Notwendige Prüfungsmodifikationen durch Anpassung	
▶ **der technischen Hilfen:**	Laptop (unter Ausschluss von Überkompensation)
▶ **der Zeitstruktur:**	Zeitverlängerung
▶ **der personellen Unterstützung:**	Begleitperson, Schreibassistenz
▶ **der Aufgabenstellung:**	
▶ **der Räumlichkeiten:**	Rollstuhlfahrergerechter Prüfungsraum, Rollstuhlfahrer-Toilette
▶ **Sonstiges:**	

Fallbeispiel zu Hörschädigungen/Gehörlosigkeit

Ausbildungsberuf: Drucker/-in

Behinderungsart:	Hochgradig schwerhörig
▶ Beeinträchtigung:	Eingeschränkte Laut- und Schriftsprachkompetenz
Notwendige Prüfungsmodifikationen durch Anpassung	
▶ der technischen Hilfen:	
▶ der Zeitstruktur:	Zeitverlängerung
▶ der personellen Unterstützung:	Lehrkräfte aus der Berufsschule anwesend
▶ der Aufgabenstellung:	Textoptimierte Prüfung des Zentral-Fachausschusses Berufsbildung Druck und Medien (ZFA) (bundesweit einheitliche TOP-Prüfung)
▶ der Räumlichkeiten:	Prüfung in der Berufsschule
▶ Sonstiges:	

Fallbeispiel zu Hörschädigungen/Gehörlosigkeit

Ausbildungsberuf: Fachpraktiker/-in Hauswirtschaft

Behinderungsart:	Hörschädigung
▶ Beeinträchtigung:	Hoher Zeitbedarf durch geringe Laut- und Schriftsprachkompetenz
Notwendige Prüfungsmodifikationen durch Anpassung	
▶ der technischen Hilfen:	
▶ der Zeitstruktur:	Zeitverlängerung
▶ der personellen Unterstützung:	Anwesenheit der Ausbilderin bzw. einer Gebärdensprachdolmetscherin während der Prüfung
▶ der Aufgabenstellung:	Textoptimierung/Umformulierung der Prüfungsaufgaben in für hörgeschädigte Menschen verständliche Schriftsprache
▶ der Räumlichkeiten:	Separater Prüfungsort, Einzelraum
▶ Sonstiges:	

Fallbeispiel zu Hörschädigungen/Gehörlosigkeit

Ausbildungsberuf: Bauzeichner/-in

Behinderungsart:	Gehörlosigkeit
▶ Beeinträchtigung:	Eingeschränkte Laut- und Schriftsprachkompetenz
Notwendige Prüfungsmodifikationen durch Anpassung	
▶ der technischen Hilfen:	
▶ der Zeitstruktur:	Zeitverlängerung von 10–20 Prozent
▶ der personellen Unterstützung:	Einzelbetreuung
▶ der Aufgabenstellung:	Sprachliche Überarbeitung mit den Methoden der Textoptimierung
▶ der Räumlichkeiten:	
▶ Sonstiges:	

Fallbeispiel zu Hörschädigungen/Gehörlosigkeit

Ausbildungsberuf: Landwirt/-in

Behinderungsart:	Schwere Hörschädigung
▶ Beeinträchtigung:	Äußerst erschwertes Hören und damit verbunden eine zurückgebliebene Sprachentwicklung von Geburt an, insgesamt erschwerte Kommunikationsfähigkeit
Notwendige Prüfungsmodifikationen durch Anpassung	
▶ der technischen Hilfen:	Spezialmikrofon der Berufsschule, das die implantierten Hörsensoren im Kopf angesteuert hat (teilweise Finanzierung durch Integrationsdienst).
▶ der Zeitstruktur:	In schriftlichen Prüfungen keine Zeitverlängerung, in mündlichen Prüfungen wurde eine zeitliche Verlängerung gewährt.
▶ der personellen Unterstützung:	Der Integrationsdienst stellte für mündliche Prüfungen teilweise einen Gebärdensprachdolmetscher zur Verfügung.
▶ der Aufgabenstellung:	
▶ der Räumlichkeiten:	
▶ Sonstiges:	

Fallbeispiele zu internistischen/ chronischen Erkrankungen

Fallbeispiel zu internistischen/chronischen Erkrankungen

Bei allen schriftlichen Prüfungen in allen Ausbildungsberufen geeignet

Behinderungsart:	Inkontinenz
▶ Beeinträchtigung:	Person muss häufig zur Toilette, ggf. Inkontinenzschutz wechseln.
Notwendige Prüfungsmodifikationen durch Anpassung	
▶ der technischen Hilfen:	Entsprechende Ausstattung der Toilette (Ablageflächen, entsprechender Abfalleimer)
▶ der Zeitstruktur:	Zeitverlängerung, flexible Pausen
▶ der personellen Unterstützung:	
▶ der Aufgabenstellung:	
▶ der Räumlichkeiten:	Prüfungsraum nahe einer geeigneten Toilette; Person muss jederzeit die Möglichkeit haben, die Toilette aufsuchen zu können.
▶ Sonstiges:	

Fallbeispiel zu internistischen/chronischen Erkrankungen

Ausbildungsberuf: Fachpraktiker/-in für Bürokommunikation

Behinderungsart:	Migräne; anfallartige, pulsierende und halbseitige Kopfschmerzen
▶ Beeinträchtigung:	Geräuschüberempfindlichkeit, Lichtüberempfindlichkeit, Stimmungsschwankungen, Desorientierung, Wahrnehmungsstörungen, Geruchsempfindlichkeit
Notwendige Prüfungsmodifikationen durch Anpassung	
▶ der technischen Hilfen:	Abdunkelung des Monitors, Verdunkelung der Räume, Lärmschutz muss gewährleistet werden (Reduzierung der Umgebungsgeräusche), medikamentöse Vorbeugung
▶ der Zeitstruktur:	Längere bzw. flexible Pausen, Zeitverlängerung, die Augen für ein paar Minuten schließen können
▶ der personellen Unterstützung:	Medikamentöse Vorbeugung, Anwesenheit einer vertrauten Person, viel Trinken
▶ der Aufgabenstellung:	Abwandlung bzw. zusätzliche Erläuterungen der Prüfungsaufgaben, ggf. Textoptimierung, Änderungen der Prüfungsformen, Testmaterial
▶ der Räumlichkeiten:	Separater Prüfungsraum, flexible Toilettenregelung

Fallbeispiel zu internistischen/chronischen Erkrankungen

Ausbildungsberuf: Mediengestalter/-in Digital und Print

Behinderungsart:	Chronische Erkrankung – Dialysepatient
▶ Beeinträchtigung:	Wöchentlicher Zeitausfall durch Dialyse, dadurch verminderte körperliche Leistungsfähigkeit, Konzentrationsfähigkeit eingeschränkt, häufige Pausen notwendig
Notwendige Prüfungsmodifikationen durch Anpassung	
▶ der technischen Hilfen:	
▶ der Zeitstruktur:	Angemessene Verlängerung der Prüfungszeit für schriftliche und praktische Prüfung, Konzeptionsphase um fünf Tage verlängert (Abgabetermin der Prüfungsarbeiten später)
▶ der personellen Unterstützung:	
▶ der Aufgabenstellung:	
▶ der Räumlichkeiten:	Schriftliche Prüfung in der Berufsschule, praktische Prüfung im Ausbildungsbetrieb
▶ Sonstiges:	Absprache mit Berufsschule, Ausbildungsbetrieb und Prüfungsausschuss

Fallbeispiel zu internistischen/chronischen Erkrankungen

Ausbildungsberuf: Tiefbaufacharbeiter/-in, Gleisbauer/-in

Behinderungsart:	Chronische Darmerkrankung, Morbus Crohn
▶ Beeinträchtigung:	Häufiger und längerer Toilettengang, Bauchkrämpfe
Notwendige Prüfungsmodifikationen durch Anpassung	
▶ der technischen Hilfen:	
▶ der Zeitstruktur:	Zeitverlängerung, Auszeiten/Unterbrechungen
▶ der personellen Unterstützung:	
▶ der Aufgabenstellung:	
▶ der Räumlichkeiten:	In der Nähe einer geeigneten Toilette
▶ Sonstiges:	Siehe O-Ton, Seite 131–132

Fallbeispiel zu internistischen/chronischen Erkrankungen

Ausbildungsberuf: Tischler/-in

Behinderungsart:	Diabetes
▶ Beeinträchtigung:	Spontan auftretende Schwankungen des Blutzuckerspiegels
Notwendige Prüfungsmodifikationen durch Anpassung	
▶ der technischen Hilfen:	
▶ der Zeitstruktur:	Im Bedarfsfall Zeitverlängerung für Blutzuckermessung und Nahrungsaufnahme
▶ der personellen Unterstützung:	
▶ der Aufgabenstellung:	
▶ der Räumlichkeiten:	
▶ Sonstiges:	Jederzeit Möglichkeit für Messung des Blutzuckers und ggf. Nahrungsaufnahme haben, siehe O-Ton, Seite 132

Fallbeispiele zu Körperbehinderungen

Fallbeispiel zu Körperbehinderungen

Ausbildungsberuf: Bürokraft

Behinderungsart:	Mehrfachbehinderung: gehörlos, Sehbehinderung, Körperbehinderung
▶ Beeinträchtigung:	Grad der Behinderung: 100 Prozent, gehörlos; stark sehbehindert, sehr genaues, konzentriertes Schauen nötig; gestörte Feinmotorik, verlangsamtes Schreiben
Notwendige Prüfungsmodifikationen durch Anpassung	
▶ der technischen Hilfen:	Spezieller Bildschirmarbeitsplatz mit vergrößertem Bildschirm; Vergrößerung der Aufgabentexte
▶ der Zeitstruktur:	Zeitverlängerung pro Fach um 50 Prozent, längere Pausen
▶ der personellen Unterstützung:	Adaption der Aufgaben durch einen bekannten Assistenten
▶ der Aufgabenstellung:	Zusätzliche Erläuterung der Prüfungsaufgaben durch den Assistenten
▶ der Räumlichkeiten:	Separate, vertraute Räume
▶ Sonstiges:	

Fallbeispiel zu Körperbehinderungen

Ausbildungsberuf: Informatikkauffrau/-kaufmann

Behinderungsart:	Mehrfachbehinderung
▶ Beeinträchtigung:	Schwerer Herzfehler, Minderwuchs, Verkrümmung der Wirbelsäule, Schallempfindungsschwerhörigkeit
Notwendige Prüfungsmodifikationen durch Anpassung	
▶ der technischen Hilfen:	Speziell angepasster Laptop
▶ der Zeitstruktur:	Zeitverlängerung
▶ der personellen Unterstützung:	Begleitperson
▶ der Aufgabenstellung:	
▶ der Räumlichkeiten:	Rollstuhlgerechter Prüfungsraum, Rollstuhlfahrer-Toilette
▶ Sonstiges:	Der Prüfungsteilnehmer leidet an einem schweren Herzfehler mit Herzmuskelschwäche. Der Prüfungsteilnehmer kann seinen Rollstuhl wegen der damit verbundenen Beanspruchungen des Kreislaufs nur über geringe Entfernungen von wenigen Metern positionieren. Er ist darauf angewiesen, von einer Begleitperson geschoben und in die richtige Position gebracht zu werden.

Fallbeispiel zu Körperbehinderungen

Ausbildungsberuf: Bürokauffrau/-mann

Behinderungsart:	Körperbehinderung
▶ Beeinträchtigung:	Ausgeprägte armbetonte Tetraspastik, Mundschreiberin
Notwendige Prüfungsmodifikationen durch Anpassung	
▶ der technischen Hilfen:	Vorgabe der gesamten schriftlichen Abschlussprüfung auf elektronischem Datenträger, speziell ausgestatteter Laptop
▶ der Zeitstruktur:	Zeitverlängerung
▶ der personellen Unterstützung:	Arbeitsassistenz
▶ der Aufgabenstellung:	
▶ der Räumlichkeiten:	
▶ Sonstiges:	

Fallbeispiele zu Körperbehinderungen

Ausbildungsberuf: Bürokauffrau/-mann

Behinderungsart:	Aphasie (zentrale Sprachstörung), Schlaganfall
▶ Beeinträchtigung:	Rechtsseitige Halbseitenlähmung, Verlangsamung bei der Verarbeitung schriftsprachlicher Informationen, reduzierte Schreibgeschwindigkeit
Notwendige Prüfungsmodifikationen durch Anpassung	
▶ der technischen Hilfen:	
▶ der Zeitstruktur:	Zeitverlängerung um 50 Prozent
▶ der personellen Unterstützung:	
▶ der Aufgabenstellung:	
▶ der Räumlichkeiten:	
▶ Sonstiges:	

Fallbeispiel zu Körperbehinderungen

Ausbildungsberuf: Bauzeichner/-in

Behinderungsart:	Schädel-Hirn-Trauma mit Aphasie (zentrale Sprachstörung)
▶ Beeinträchtigung:	Neuropsychologische Einschränkungen, Schwierigkeiten bei der Verarbeitung gesprochener Sprache
Notwendige Prüfungsmodifikationen durch Anpassung	
▶ der technischen Hilfen:	
▶ der Zeitstruktur:	Zeitverlängerung um 20 Prozent
▶ der personellen Unterstützung:	
▶ der Aufgabenstellung:	
▶ der Räumlichkeiten:	
▶ Sonstiges:	Fragen im Rahmen von mündlichen Prüfungen müssen in reduzierter Sprechgeschwindigkeit gestellt werden, und der Prüfling benötigt mehr Zeit zur sprachlichen Dekodierung der Fragen.

Fallbeispiel zu Körperbehinderungen

Ausbildungsberuf: Bürokraft

Behinderungsart:	Körperbehinderung
▶ **Beeinträchtigung:**	Fortgeschrittene Muskeldystrophie, Rollstuhlfahrer, geringer Greifraum, Verlangsamung
Notwendige Prüfungsmodifikationen durch Anpassung	
▶ **der technischen Hilfen:**	Speziell angepasster Laptop und besondere Tastatur
▶ **der Zeitstruktur:**	Zeitverlängerung
▶ **der personellen Unterstützung:**	Arbeitsassistenz
▶ **der Aufgabenstellung:**	
▶ **der Räumlichkeiten:**	Separater Raum mit Aufsicht
▶ **Sonstiges:**	

Fallbeispiel zu Körperbehinderungen

Ausbildungsberuf: Bürokauffrau/-mann

Behinderungsart:	Multiple Sklerose
▶ **Beeinträchtigung:**	Chronisch-entzündliche Erkrankung des Zentralnervensystems mit ausgeprägter Gehbehinderung, Gehstörung, Beeinträchtigung der Feinmotorik und Gleichgewichtsstörungen, extrem starkes Zittern beider Hände, sodass es nicht möglich ist, schriftliche Arbeiten zu erledigen.
Notwendige Prüfungsmodifikationen durch Anpassung	
▶ **der technischen Hilfen:**	Spezieller Computer
▶ **der Zeitstruktur:**	Zeitverlängerung um 10 Prozent
▶ **der personellen Unterstützung:**	
▶ **der Aufgabenstellung:**	Teilweise Prüfung in digitalisierter Form am PC
▶ **der Räumlichkeiten:**	
▶ **Sonstiges:**	

Fallbeispiel zu Körperbehinderungen

Ausbildungsberuf: Hauswirtschaftstechnische/r Helferin/Helfer

Behinderungsart:	Körperbehinderung
▶ Beeinträchtigung:	Behinderung der rechten Hand durch eine mittelgradige Spastik
Notwendige Prüfungsmodifikationen durch Anpassung	
▶ der technischen Hilfen:	Spezielle Küchengeräte für Zerkleinerungsarbeiten bei der Nahrungszubereitung
▶ der Zeitstruktur:	Zeitverlängerung
▶ der personellen Unterstützung:	
▶ der Aufgabenstellung:	Nähnadeln müssen nicht eingefädelt werden.
▶ der Räumlichkeiten:	
▶ Sonstiges:	

Fallbeispiel zu Körperbehinderungen

Ausbildungsberuf: Bürokauffrau/-mann

Behinderungsart:	Körperbehinderung
▶ Beeinträchtigung:	Feinmotorik und Koordination der rechten Hand deutlich herabgesetzt
Notwendige Prüfungsmodifikationen durch Anpassung	
▶ der technischen Hilfen:	Spezieller Laptop
▶ der Zeitstruktur:	Zeitverlängerung
▶ der personellen Unterstützung:	
▶ der Aufgabenstellung:	
▶ der Räumlichkeiten:	
▶ Sonstiges:	

Fallbeispiel zu Körperbehinderungen

Ausbildungsberuf: Technische Zeichnerin/Technischer Zeichner

Behinderungsart:	Schädel-Hirn-Verletzung
▶ Beeinträchtigung:	Rechte Hand kann nur bedingt benutzt werden.
Notwendige Prüfungsmodifikationen durch Anpassung	
▶ der technischen Hilfen:	Spezieller Computer, CAD-Programm
▶ der Zeitstruktur:	
▶ der personellen Unterstützung:	
▶ der Aufgabenstellung:	Die Aufgaben wurden auf das Medium Computer angepasst.
▶ der Räumlichkeiten:	
▶ Sonstiges:	

Fallbeispiel zu Körperbehinderungen

Ausbildungsberuf: Feinmechaniker/-in

Behinderungsart:	Kleinwuchs (ca. 140 cm)
▶ Beeinträchtigung:	Kleinwuchs mit verschiedenen Missbildungen im Bereich des Skeletts, Bewegungsfähigkeit und Greifraum stark eingeschränkt.
Notwendige Prüfungsmodifikationen durch Anpassung	
▶ der technischen Hilfen:	Podest an Maschinen
▶ der Zeitstruktur:	Zeitverlängerung
▶ der personellen Unterstützung:	
▶ der Aufgabenstellung:	
▶ der Räumlichkeiten:	Bekannte Ausbildungsstätte
▶ Sonstiges:	

Fallbeispiel zu Körperbehinderungen

Ausbildungsberuf: Feingeräteelektroniker/-in

Behinderungsart:	Epilepsie (Anfallsleiden)
▶ Beeinträchtigung:	Anfallsleiden (cerebrales) mit nahezu täglichen kleineren Anfällen und Zittern der Hände, größere Anfälle kommen ebenfalls vor.
Notwendige Prüfungsmodifikationen durch Anpassung	
▶ der technischen Hilfen:	
▶ der Zeitstruktur:	Flexibles Vorgehen, gegebenenfalls Pausen
▶ der personellen Unterstützung:	
▶ der Aufgabenstellung:	
▶ der Räumlichkeiten:	Ausbildungsstätte
▶ Sonstiges:	

Fallbeispiel zu Körperbehinderungen

Ausbildungsberuf: Hauswirtschafter/-in

Behinderungsart:	Körperbehinderung
▶ Beeinträchtigung:	Körperliche und emotionale Erschöpfungszustände
Notwendige Prüfungsmodifikationen durch Anpassung	
▶ der technischen Hilfen:	
▶ der Zeitstruktur:	Zeitverlängerung, Erholungspausen nach individuellem Bedarf
▶ der personellen Unterstützung:	
▶ der Aufgabenstellung:	
▶ der Räumlichkeiten:	
▶ Sonstiges:	

Fallbeispiel zu Körperbehinderungen

Ausbildungsberuf: Kauffrau/-mann im Groß- und Außenhandel

Behinderungsart:	Narkolepsie
▶ **Beeinträchtigung:**	Plötzliche Schlafattacken
Notwendige Prüfungsmodifikationen durch Anpassung	
▶ **der technischen Hilfen:**	
▶ **der Zeitstruktur:**	Zeitverlängerung, angemessene Pausen
▶ **der personellen Unterstützung:**	Wecken des Prüflings, Verhindern des Einschlafens, Einzelbetreuung
▶ **der Aufgabenstellung:**	
▶ **der Räumlichkeiten:**	Separater Einzelraum
▶ **Sonstiges:**	

Fallbeispiel zu Körperbehinderung

Ausbildungsberuf: Fachpraktiker/-in für Bürokommunikation

Behinderungsart:	Surditas (Taubheit), Schwerhörigkeit, taubstumm, gehörlos
▶ **Beeinträchtigung:**	Eingeschränkte Feinmotorik, Koordinationsstörung, Eingeschränkte Laut- und Schriftsprachenkompetenzen
Notwendige Prüfungsmodifikationen durch Anpassung	
▶ **der technischen Hilfen:**	Gebärdensprache, Hörgerät
▶ **der Zeitstruktur:**	Längere bzw. angemessene Pausen, Zeitverlängerung
▶ **der personellen Unterstützung:**	Anwesenheit einer Vertrauensperson, Einzel- statt Gruppendurchführung, Gebärdensprachdolmetscher/-in
▶ **der Aufgabenstellung:**	Gebärdensprachdolmetscher/-in, Textoptimierung
▶ **der Räumlichkeiten:**	Prüfungsdurchführung ganz oder teilweise am eigenen Arbeitsplatz
▶ **Sonstiges:**	

Fallbeispiele zu Lernbehinderungen

Fallbeispiel für Lernbehinderungen

Ausbildungsberuf: Friseur/-in

Behinderungsart:	Lernbehinderung
▶ Beeinträchtigung:	Erhebliche Einschränkungen der Informationsaufnahme und -verarbeitung
Notwendige Prüfungsmodifikationen durch Anpassung	
▶ der technischen Hilfsmittel:	
▶ der Zeitstruktur:	Zeitverlängerung
▶ der personellen Unterstützung:	Anwesenheit einer vertrauten Person
▶ der Aufgabenstellung:	Anpassung des Sprachniveaus, Aufgaben erklären (einzelne Aufgaben)
▶ der Räumlichkeiten:	
▶ Sonstiges:	Siehe detaillierte Darstellung, Seite 126

Fallbeispiel für Lernbehinderungen

Ausbildungsberuf: Fachhelfer/-in für Reinigungstechnik

Behinderungsart:	Lernbehinderung
▶ Beeinträchtigung:	Beeinträchtigung im Denken, Lernen, Sprachverständnis und Lesen, Einschränkungen der Informationsentnahme und -verarbeitung
Notwendige Prüfungsmodifikationen durch Anpassung	
▶ der technischen Hilfsmittel:	
▶ der Zeitstruktur:	
▶ der personellen Unterstützung:	
▶ der Aufgabenstellung:	Aufgaben vorlesen
▶ der Räumlichkeiten:	Gewohnte Umgebung
▶ Sonstiges:	Siehe detaillierte Darstellung, Seite 126

Fallbeispiel für Lernbehinderungen

Ausbildungsberuf: Maler/-in und Lackierer/-in

Behinderungsart:	Lernbehinderung
▶ Beeinträchtigung:	Einschränkungen von Konzentrationsvermögen und Ausdauer
Notwendige Prüfungsmodifikationen durch Anpassung	
▶ der technischen Hilfsmittel:	
▶ der Zeitstruktur:	
▶ der personellen Unterstützung:	Anwesenheit einer vertrauten Person
▶ der Aufgabenstellung:	
▶ der Räumlichkeiten:	Gewohnte Umgebung
▶ Sonstiges:	Siehe detaillierte Darstellung, Seite 127

Fallbeispiel für Lernbehinderungen

Ausbildungsberuf: Fachpraktiker/-in im Verkauf

Behinderungsart:	Lernbehinderung
▶ Beeinträchtigung:	Einschränkungen des Konzentrationsvermögens und der Ausdauer (ADHS)
Notwendige Prüfungsmodifikationen durch Anpassung	
▶ der technischen Hilfsmittel:	
▶ der Zeitstruktur:	Flexible Pausen
▶ der personellen Unterstützung:	Anwesenheit einer vertrauten Person
▶ der Aufgabenstellung:	
▶ der Räumlichkeiten:	Gewohnte Umgebung
▶ Sonstiges:	Einschränkungen des Konzentrationsvermögens und der Ausdauer führen zu auffälligem Verhalten.

Fallbeispiel für Lernbehinderungen

Ausbildungsberuf: Fachpraktiker/-in im Verkauf

Behinderungsart:	Lernbehinderung
▶ Beeinträchtigung:	Denken, Lernen, Ausdauer und Konzentration, Sprache, Einschränkungen der Informationsentnahme und -verarbeitung, geringe Ausdauer, Stottern
Notwendige Prüfungsmodifikationen durch Anpassung	
▶ der technischen Hilfsmittel:	
▶ der Zeitstruktur:	Flexible Pausen, Zeitverlängerung
▶ der personellen Unterstützung:	Anwesenheit einer vertrauten Person
▶ der Aufgabenstellung:	Aufgaben vorlesen und erklären
▶ der Räumlichkeiten:	Gewohnte Umgebung
▶ Sonstiges:	

Fallbeispiel für Lernbehinderungen

Ausbildungsberuf: Hauswirtschaftshelfer/-in

Behinderungsart:	Lernbehinderung
▶ Beeinträchtigung:	Einschränkung der Informationsentnahme und -verarbeitung, Beeinträchtigung von Denken und Lernen, wenig Selbstvertrauen, Versagensangst, dadurch heftige Gefühlsaufwallungen
Notwendige Prüfungsmodifikationen durch Anpassung	
▶ der technischen Hilfsmittel:	
▶ der Zeitstruktur:	Zeitverlängerung
▶ der personellen Unterstützung:	Anwesenheit einer vertrauten Person
▶ der Aufgabenstellung:	Anpassung des Sprachniveaus
▶ der Räumlichkeiten:	Gewohnte Umgebung
▶ Sonstiges:	Siehe detaillierte Darstellung, Seite 127

Fallbeispiel für Lernbehinderungen

Ausbildungsberuf: Raumausstatter/-in

Behinderungsart:	Lernbehinderung
▶ **Beeinträchtigung:**	Verlangsamung im Denken und im praktischen Handeln, psychische Blockaden, verminderte intellektuelle Leistungsfähigkeit beim Erfassen von Textinhalten
Notwendige Prüfungsmodifikationen durch Anpassung	
▶ **der technischen Hilfsmittel:**	
▶ **der Zeitstruktur:**	30 Prozent Zeitverlängerung
▶ **der personellen Unterstützung:**	Anwesenheit einer vertrauten Person
▶ **der Aufgabenstellung:**	Anpassung des Sprachniveaus
▶ **der Räumlichkeiten:**	Gewohnte Umgebung
▶ **Sonstiges:**	

Fallbeispiel für Lernbehinderungen

Ausbildungsberuf: Hauswirtschaftshelfer/-in

Behinderungsart:	Lernbehinderung
▶ **Beeinträchtigung:**	Einschränkungen der Informationsentnahme und -verarbeitung, Einschränkungen der Konzentrationsfähigkeit
Notwendige Prüfungsmodifikationen durch Anpassung	
▶ **der technischen Hilfsmittel:**	
▶ **der Zeitstruktur:**	Zeitverlängerung
▶ **der personellen Unterstützung:**	Anwesenheit einer vertrauten Person
▶ **der Aufgabenstellung:**	Anpassung des Sprachniveaus, Aufgaben teilweise erklären
▶ **der Räumlichkeiten:**	
▶ **Sonstiges:**	

Fallbeispiel für Lernbehinderungen

Ausbildungsberuf: Gartenbaufachwerker/-in

Behinderungsart:	Lernbehinderung
▶ Beeinträchtigung:	Einschränkung der Informationsaufnahme und -verarbeitung, Schwächen im Sprachverständnis
Notwendige Prüfungsmodifikationen durch Anpassung	
▶ der technischen Hilfsmittel:	
▶ der Zeitstruktur:	100 Prozent Zeitverlängerung
▶ der personellen Unterstützung:	Anwesenheit einer vertrauten Person
▶ der Aufgabenstellung:	
▶ der Räumlichkeiten:	
▶ Sonstiges:	

Fallbeispiel für Lernbehinderungen

Ausbildungsberuf: Gartenbaufachwerker/-in

Behinderungsart:	Lernbehinderung
▶ Beeinträchtigung:	Lernbehinderung mit Autismus-Spektrum-Störung
Notwendige Prüfungsmodifikationen durch Anpassung	
▶ der technischen Hilfsmittel:	Einzelprüfung
▶ der Zeitstruktur:	
▶ der personellen Unterstützung:	Anwesenheit einer vertrauten Person
▶ der Aufgabenstellung:	
▶ der Räumlichkeiten:	Separater Raum
▶ Sonstiges:	

Fallbeispiel für Lernbehinderungen

Ausbildungsberuf: Maschinen- und Anlagenführer/-in

Behinderungsart:	Lernbehinderung
▶ Beeinträchtigung:	Denken, Lernen, Sprachverständnis, Lesen, Einschränkungen beim sinnerfassenden Lesen (Wortverständnis, Satzzusammenhänge, Begriffe, eingeschränkte deutsche Sprachkenntnisse)
Notwendige Prüfungsmodifikationen durch Anpassung	
▶ der technischen Hilfsmittel:	Einzelprüfung oder Unterstützung bei der Gruppenprüfung durch Anwesenheit einer vertrauten Person
▶ der Zeitstruktur:	Zeitverlängerung
▶ der personellen Unterstützung:	Anwesenheit einer vertrauten Person
▶ der Aufgabenstellung:	Aufgaben vorlesen und erklären; erforderlich ist die Erklärung abstrakter Begriffe bzw. Formulierungen und die beispielhafte Konkretisierung von abstrakten Aufgabenstellungen.
▶ der Räumlichkeiten:	
▶ Sonstiges:	

Fallbeispiel für Lernbehinderungen

Ausbildungsberuf: Koch/Köchin

Behinderungsart:	Lernbehinderung
▶ Beeinträchtigung:	Einschränkungen bei Konzentration (Aufmerksamkeitsstörung), beim sinnerfassenden Lesen (Lesen-Verstehen-Schreiben) und Rechnen, beim Sprechen (Stottern)
Notwendige Prüfungsmodifikationen durch Anpassung	
▶ der technischen Hilfsmittel:	
▶ der Zeitstruktur:	Zeitverlängerung (schriftliche Prüfung: 10 Minuten pro Fach)
▶ der personellen Unterstützung:	Anwesenheit einer vertrauten Person, Kennenlernen der Prüfer/-innen und der Räumlichkeiten vor der Prüfung
▶ der Aufgabenstellung:	Mündlich/schriftlich flexibel handhaben (Arbeitsablaufplan mündlich und nicht schriftlich, ohne Zeitvorgabe aufgrund der Sprachprobleme)
▶ der Räumlichkeiten:	Separater Raum
▶ Sonstiges:	

Fallbeispiel für Lernbehinderungen

Ausbildungsberuf: Fahrzeugpfleger/-in

Behinderungsart:	Lernbehinderung
► **Beeinträchtigung:**	Denken, Lernen, Lesen, Schreiben
Notwendige Prüfungsmodifikationen durch Anpassung	
► **der technischen Hilfsmittel:**	
► **der Zeitstruktur:**	Zeitverlängerung (10 Prozent)
► **der personellen Unterstützung:**	Anwesenheit einer vertrauten Person
► **der Aufgabenstellung:**	Aufgaben vorlesen, Antworten protokollieren
► **der Räumlichkeiten:**	Separater Raum
► **Sonstiges:**	Funktionaler Analphabetismus

Fallbeispiel für Lernbehinderungen

Ausbildungsberuf: Holzfachwerker/-in

Behinderungsart:	Lernbehinderung
► **Beeinträchtigung:**	Denken, Lernen, Lesen, Schreiben, sehr langsames Lese- und Schreibtempo, Schrift unter Zeitdruck kaum oder nicht lesbar
Notwendige Prüfungsmodifikationen durch Anpassung	
► **der technischen Hilfsmittel:**	
► **der Zeitstruktur:**	Zeitverlängerung
► **der personellen Unterstützung:**	Anwesenheit einer vertrauten Person
► **der Aufgabenstellung:**	Antworten protokollieren
► **der Räumlichkeiten:**	Separater Raum
► **Sonstiges:**	

Fallbeispiel für Lernbehinderungen

Ausbildungsberuf: Metallfachwerker/-in

Behinderungsart:	Lernbehinderung
▶ Beeinträchtigung:	Denken, Lernen, Lesen, Schreiben, Einschränkungen beim sinnerfassenden Lesen, Schrift unter Zeitdruck kaum lesbar
Notwendige Prüfungsmodifikationen durch Anpassung	
▶ der technischen Hilfsmittel:	Schriftliche Prüfung am Computer (unter Ausschluss von Überkompensation)
▶ der Zeitstruktur:	Zeitverlängerung
▶ der personellen Unterstützung:	Anwesenheit einer vertrauten Person, Schreibassistenz
▶ der Aufgabenstellung:	Anpassung des Sprachniveaus
▶ der Räumlichkeiten:	Gewohnte Umgebung
▶ Sonstiges:	

Fallbeispiel für Lernbehinderungen

Ausbildungsberuf: Holzbearbeiter/-in

Behinderungsart:	Lernbehinderung
▶ Beeinträchtigung:	Einschränkungen der Informationsaufnahme und -verarbeitung, langsames Lesen und Schreiben, Einschränkungen beim sinnerfassenden Lesen, Ausdauer und Konzentrationsvermögen eingeschränkt
Notwendige Prüfungsmodifikationen durch Anpassung	
▶ der technischen Hilfsmittel:	Schriftliche Prüfung am Computer (unter Ausschluss von Überkompensation)
▶ der Zeitstruktur:	Zeitverlängerung, flexible Pausen
▶ der personellen Unterstützung:	Anwesenheit einer vertrauten Person, Schreibassistenz
▶ der Aufgabenstellung:	Anpassung des Sprachniveaus, Aufgaben vorlesen
▶ der Räumlichkeiten:	Gewohnte Umgebung
▶ Sonstiges:	

Fallbeispiel für Lernbehinderungen

Ausbildungsberuf: Gartenbaufachwerker/-in

Behinderungsart:	Lernbehinderung
▶ Beeinträchtigung:	Einschränkungen beim sinnerfassenden Lesen, Einschränkungen bei der Informationsentnahme und -verarbeitung, wenig Ausdauer (resigniert schnell)
Notwendige Prüfungsmodifikationen durch Anpassung	
▶ der technischen Hilfsmittel:	
▶ der Zeitstruktur:	Zeitverlängerung, flexible Pausen
▶ der personellen Unterstützung:	Anwesenheit einer vertrauten Person
▶ der Aufgabenstellung:	Anpassung des Sprachniveaus, Aufgaben erklären
▶ der Räumlichkeiten:	
▶ Sonstiges:	

Fallbeispiel für Lernbehinderungen

Ausbildungsberuf: Beiköchin/Beikoch

Behinderungsart:	Lernbehinderung
▶ Beeinträchtigung:	Sehr langsames Lese- und Schreibtempo, geringe Konzentrationsfähigkeit
Notwendige Prüfungsmodifikationen durch Anpassung	
▶ der technischen Hilfsmittel:	Einzelprüfung oder Unterstützung bei der Gruppenprüfung durch Anwesenheit einer vertrauten Person
▶ der Zeitstruktur:	Zeitverlängerung (15 Minuten je Fach)
▶ der personellen Unterstützung:	Anwesenheit einer vertrauten Person
▶ der Aufgabenstellung:	Anpassung des Sprachniveaus
▶ der Räumlichkeiten:	
▶ Sonstiges:	

Fallbeispiel für Lernbehinderungen

Ausbildungsberuf: Tischler/-in

Behinderungsart:	Lernbehinderung
▶ Beeinträchtigung:	Denken, Lernen, Sprache, Einschränkungen des Wortschatzes und der Grammatikkenntnisse
Notwendige Prüfungsmodifikationen durch Anpassung	
▶ der technischen Hilfsmittel:	
▶ der Zeitstruktur:	Zeitverlängerung
▶ der personellen Unterstützung:	Anwesenheit einer vertrauten Person
▶ der Aufgabenstellung:	Aufgaben vorlesen, Antworten protokollieren
▶ der Räumlichkeiten:	
▶ Sonstiges:	

Fallbeispiel für Lernbehinderungen

Ausbildungsberuf: Werker/-in im Gartenbau

Behinderungsart:	Lernbehinderung
▶ Beeinträchtigung:	Denken, Lernen, Sprache (Sprachblockaden)
Notwendige Prüfungsmodifikationen durch Anpassung	
▶ der technischen Hilfsmittel:	Einzelprüfung
▶ der Zeitstruktur:	
▶ der personellen Unterstützung:	Anwesenheit einer vertrauten Person
▶ der Aufgabenstellung:	
▶ der Räumlichkeiten:	Separater Raum
▶ Sonstiges:	

Fallbeispiel für Lernbehinderungen

Ausbildungsberuf: Hauswirtschaftshelfer/-in

Behinderungsart:	Lernbehinderung mit ADHS
▶ Beeinträchtigung:	Einschränkungen bei der Konzentrationsfähigkeit, ADHS, Leistungsblockaden in Stresssituationen, sehr geräuschempfindlich, sehr leicht ablenkbar
Notwendige Prüfungsmodifikationen durch Anpassung	
▶ der technischen Hilfsmittel:	Einzelprüfung
▶ der Zeitstruktur:	Zeitverlängerung
▶ der personellen Unterstützung:	Anwesenheit einer vertrauten Person
▶ der Aufgabenstellung:	
▶ der Räumlichkeiten:	Separater Raum
▶ Sonstiges:	

Fallbeispiel für Lernbehinderungen

Ausbildungsberuf: Fachpraktiker/-in Küche (Beikoch/Beiköchin)

Behinderungsart:	Lernbehinderung, psychische Störung
▶ Beeinträchtigung:	Denken, Lernen, verminderte intellektuelle Leistungsfähigkeit durch Hirnschädigung, Funktionsbeeinträchtigung
Notwendige Prüfungsmodifikationen durch Anpassung	
▶ der technischen Hilfsmittel:	Größeres Schriftbild der Prüfungsaufgaben
▶ der Zeitstruktur:	Zeitverlängerung
▶ der personellen Unterstützung:	Anwesenheit einer vertrauten Person
▶ der Aufgabenstellung:	Aufgaben vorlesen, Aufgaben erklären
▶ der Räumlichkeiten:	
▶ Sonstiges:	

Fallbeispiele zu psychischen Behinderungen

Fallbeispiel zu psychischen Behinderungen

Ausbildungsberuf: IT-Systemelektroniker/-in

Behinderungsart:	Stottern
▶ **Beeinträchtigung:**	Das Sprechen ist gekennzeichnet durch häufige Wiederholung oder Dehnung von Lauten, Silben oder Wörtern. Oft tritt parallel dazu auch ein Innehalten auf, welches den Sprechfluss unterbricht.
Notwendige Prüfungsmodifikationen durch Anpassung	
▶ **der technischen Hilfen:**	
▶ **der Zeitstruktur:**	Zeitverlängerung; bei der Präsentation oder im Fachgespräch doppelte Zeit
▶ **der personellen Unterstützung:**	
▶ **der Aufgabenstellung:**	Die mündliche Fragestellung nur durch eine Person
▶ **der Räumlichkeiten:**	
▶ **Sonstiges:**	Stressreduzierung in allen mündlichen Prüfungsteilen

Fallbeispiel zu psychischen Behinderungen

Ausbildungsberuf: Gartenbaufachwerker/-in

Behinderungsart:	Lernbehinderung mit Autismus-Spektrum-Störung
▶ Beeinträchtigung:	Kann in größeren Gruppen nicht arbeiten
Notwendige Prüfungsmodifikationen durch Anpassung	
▶ der technischen Hilfen:	
▶ der Zeitstruktur:	
▶ der personellen Unterstützung:	Anwesenheit einer vertrauten Person
▶ der Aufgabenstellung:	
▶ der Räumlichkeiten:	Einzelprüfung in einem Raum, der im Vorfeld bekannt ist
▶ Sonstiges:	

Fallbeispiel zu psychischen Behinderungen

Ausbildungsberuf: Industriekauffrau/Industriekaufmann

Behinderungsart:	Psychische Behinderung
▶ Beeinträchtigung:	Asperger-Syndrom
Notwendige Prüfungsmodifikationen durch Anpassung	
▶ der technischen Hilfen:	Laptop (unter Ausschluss von Überkompensation)
▶ der Zeitstruktur:	Zeitverlängerung
▶ der personellen Unterstützung:	Anwesenheit einer vertrauten Person, Schreibassistenz
▶ der Aufgabenstellung:	Witz, Ironie und soziale Kontexte vermeiden, schriftliche Leistungsnachweise bevorzugen
▶ der Räumlichkeiten:	Reizarmer Raum, überschaubarer Personenkreis bei der mündlichen Prüfung
▶ Sonstiges:	Siehe detaillierte Darstellung, Seite 128

Fallbeispiel zu psychischen Behinderungen

Ausbildungsberuf: Bürokraft

Behinderungsart:	Psychische Behinderung
▶ Beeinträchtigung:	High-Functioning-Autismus (Autisten, die in der Regel eine mindestens durchschnittliche Intelligenz aufweisen)
Notwendige Prüfungsmodifikationen durch Anpassung	
▶ der technischen Hilfen:	Laptop (unter Ausschluss von Überkompensation)
▶ der Zeitstruktur:	Zeitverlängerung, Auszeiten, Unterbrechungen
▶ der personellen Unterstützung:	Vertrauensperson anwesend, keine Gruppenübungen, Blickkontakt nicht erzwingen, Schreibassistenz
▶ der Aufgabenstellung:	Einfache, klare Sprache ohne Metaphern, ohne Ironie, schriftliche Prüfung ersatzweise zur mündlichen Prüfung, sprachliche Ausdrucksfähigkeit nicht bewerten, Prüfungsfragen sukzessive vorlegen
▶ der Räumlichkeiten:	In der bekannten eigenen Arbeitsumgebung, in einem reizarmen Raum
▶ Sonstiges:	Siehe detaillierte Darstellung, Seite 128

Fallbeispiel zu psychischen Behinderungen

Ausbildungsberuf: Hauswirtschaftshelfer/-in

Behinderungsart:	Lernbehinderung, psychische Störung
▶ Beeinträchtigung:	Psychomotorische Verlangsamung mit autistischen Zügen, Kontaktgehemmtheit
Notwendige Prüfungsmodifikationen durch Anpassung	
▶ der technischen Hilfen:	
▶ der Zeitstruktur:	
▶ der personellen Unterstützung:	
▶ der Aufgabenstellung:	Schriftliche statt mündlicher Prüfung
▶ der Räumlichkeiten:	In der eigenen Ausbildungsstätte (Berufsbildungswerk)
▶ Sonstiges:	Siehe detaillierte Darstellung, Seite 129

Fallbeispiel zu psychischen Behinderungen

Ausbildungsberuf: Floristin/Florist

Behinderungsart:	Autismus mit ADHS
▶ Beeinträchtigung:	Autismus mit ADHS, motorische Störungen (schlechtes Schriftbild), Konzentration begrenzt, Sprachentwicklung verzögert (schnelles, einfaches Sprechen)
Notwendige Prüfungsmodifikationen durch Anpassung	
▶ der technischen Hilfen:	Laptop (unter Ausschluss von Überkompensation)
▶ der Zeitstruktur:	Zeitverlängerung um 10 Prozent
▶ der personellen Unterstützung:	Gegenwart des Ausbilders/der Ausbilderin als Vertrauensperson, Schreibassistenz
▶ der Aufgabenstellung:	Fragestellungen in einfacher Sprache
▶ der Räumlichkeiten:	In der eigenen Ausbildungsstätte (Berufsbildungswerk)
▶ Sonstiges:	Siehe detaillierte Darstellung, Seite 129

Fallbeispiel zu psychischen Behinderungen

Ausbildungsberuf: Bürokauffrau/-mann

Behinderungsart:	Mutismus (partielles bzw. totales Schweigen)
▶ Beeinträchtigung:	Blockierungen im sprachlich-kommunikativen Bereich
Notwendige Prüfungsmodifikationen durch Anpassung	
▶ der technischen Hilfen:	
▶ der Zeitstruktur:	
▶ der personellen Unterstützung:	
▶ der Aufgabenstellung:	Schriftliche statt mündlicher Prüfung
▶ der Räumlichkeiten:	
▶ Sonstiges:	Siehe detaillierte Darstellung, Seite 130

Fallbeispiel zu psychischen Behinderungen

Ausbildungsberuf: Bürokauffrau/-mann

Behinderungsart:	Atypischer Autismus mit mutistischen Zügen
▶ **Beeinträchtigung:**	Erhebliche Verlangsamung des Arbeitstempos, starke Verunsicherung in unbekannten Situationen
Notwendige Prüfungsmodifikationen durch Anpassung	
▶ **der technischen Hilfen:**	
▶ **der Zeitstruktur:**	Schriftliche Prüfung: 30 Prozent Zeitverlängerung Mündliche Prüfung: 100 Prozent Zeitverlängerung
▶ **der personellen Unterstützung:**	Anwesenheit einer vertrauten Person (Lehrkraft)
▶ **der Aufgabenstellung:**	Fragestellung durch Vertrauensperson (Mitglied des Prüfungsausschusses)
▶ **der Räumlichkeiten:**	Separater Prüfungsraum mit Anwesenheit einer Vertrauensperson
▶ **Sonstiges:**	Ruhige Atmosphäre

Fallbeispiel zu psychischen Behinderungen

Ausbildungsberuf: Bürokauffrau/-mann

Behinderungsart:	Frühkindlicher Autismus (Mutismus)
▶ **Beeinträchtigung:**	Einschränkung kommunikativer Fähigkeiten – überwiegendes Schweigen (Mutismus)
Notwendige Prüfungsmodifikationen durch Anpassung	
▶ **der technischen Hilfen:**	Verwendung von Laptop und Beamer zur Beantwortung der Fragen bei der mündlichen Prüfung/dem Fachgespräch
▶ **der Zeitstruktur:**	Zeitverlängerung um 10 Prozent
▶ **der personellen Unterstützung:**	Anwesenheit einer vertrauten Person, die die Aufgaben stellt
▶ **der Aufgabenstellung:**	
▶ **der Räumlichkeiten:**	Vertrauter Ort, eigener Ausbildungsplatz
▶ **Sonstiges:**	

Fallbeispiel zu psychischen Behinderungen

Ausbildungsberuf: Bäckerwerker/-in

Behinderungsart:	1. Psychische Behinderung 2. Teilleistungsstörung
▶ Beeinträchtigung:	Zu 1.: emotionale Störungen wie z. B. Ängste Zu 2.: Lese- und Rechtschreibstörung
Notwendige Prüfungsmodifikationen durch Anpassung	
▶ der technischen Hilfen:	In der Praxisprüfung: Sitzgelegenheit in der Backstube zum Ausruhen bei einer entsprechenden emotionalen Störung
▶ der Zeitstruktur:	Zeitverlängerung von 30 Minuten in der schriftlichen Kenntnisprüfung, auch Zeitverlängerung in der Praxisprüfung bei Notwendigkeit
▶ der personellen Unterstützung:	In der schriftlichen Kenntnisprüfung: mehrmaliges langsames Vorlesen der Aufgaben, mündliche Erläuterungen der Fragestellungen zum besseren Verständnis
▶ der Aufgabenstellung:	Behinderungsgerechte Aufgabenstellung, d. h. Auswahl unter Beachtung des Schwierigkeitsgrades, übersichtliche und anschauliche Gestaltung, z. B. durch Bilder, keine Fremdwörterbenutzung, Ankreuzfragen, Einsatz von Leichter Sprache
▶ der Räumlichkeiten:	Prüfung in gewohnter Umgebung (Ausbildungsstätte)
▶ Sonstiges:	Mitglieder der Ausbildungsstätte und der Schule sind Mitglieder im Prüfungsausschuss

Fallbeispiel zu psychischen Behinderungen

Ausbildungsberuf: Bürokauffrau/-mann

Behinderungsart:	Psychische Behinderung
▶ Beeinträchtigung:	Neurotische Störungen, Angstzustände in Stresssituationen und bei Leistungsdruck
Notwendige Prüfungsmodifikationen durch Anpassung	
▶ der technischen Hilfen:	
▶ der Zeitstruktur:	
▶ der personellen Unterstützung:	Begleitung durch die Mutter zum Prüfungsort, Anwesenheit einer vertrauten Person
▶ der Aufgabenstellung:	
▶ der Räumlichkeiten:	Einzelprüfung in einem gesonderten Raum
▶ Sonstiges:	

Fallbeispiel zu psychischen Behinderungen

Ausbildungsberuf: Fachlagerist/-in

Behinderungsart:	Psychische Beeinträchtigung
▶ Beeinträchtigung:	Tic-Störungen
Notwendige Prüfungsmodifikationen durch Anpassung	
▶ der technischen Hilfen:	
▶ der Zeitstruktur:	Pausen ermöglichen
▶ der personellen Unterstützung:	Anwesenheit vertrauter Personen
▶ der Aufgabenstellung:	
▶ der Räumlichkeiten:	Einzelprüfung in einem separaten Raum
▶ Sonstiges:	

Fallbeispiel zu psychischen Behinderungen

Ausbildungsberuf: Hauswirtschafter/-in

Behinderungsart:	Psychische Beeinträchtigung
▶ Beeinträchtigung:	Borderline
Notwendige Prüfungsmodifikationen durch Anpassung	
▶ der technischen Hilfen:	
▶ der Zeitstruktur:	Reduktion von Zeitdruck, Pausen ermöglichen, Schaffung von Rückzugsmöglichkeiten
▶ der personellen Unterstützung:	Anwesenheit einer vertrauten Person
▶ der Aufgabenstellung:	
▶ der Räumlichkeiten:	
▶ Sonstiges:	

Fallbeispiel zu psychischen Behinderungen

Ausbildungsberuf: Bäcker/-in

Behinderungsart:	Psychische Behinderung
▶ Beeinträchtigung:	Depressive Verstimmungszustände und zeitweilige Sprachblockaden, Phobien, gesteigerte Angstzustände
Notwendige Prüfungsmodifikationen durch Anpassung	
▶ der technischen Hilfen:	
▶ der Zeitstruktur:	
▶ der personellen Unterstützung:	Vertraute Personen stellen die Prüfungsaufgaben
▶ der Aufgabenstellung:	Ausschließlich schriftliche Beantwortung der Fragen
▶ der Räumlichkeiten:	Prüfung in der bekannten eigenen Arbeitsumgebung
▶ Sonstiges:	

Fallbeispiel zu psychischen Behinderungen

Ausbildungsberuf: Tischler/-in

Behinderungsart:	Psychische Behinderung
▶ Beeinträchtigung:	Denk- und Leistungsblockaden in Stresssituationen
Notwendige Prüfungsmodifikationen durch Anpassung	
▶ der technischen Hilfen:	
▶ der Zeitstruktur:	Situationsbezogene Zeitverlängerung
▶ der personellen Unterstützung:	Anwesenheit einer vertrauten Person
▶ der Aufgabenstellung:	
▶ der Räumlichkeiten:	
▶ Sonstiges:	Siehe detaillierte Darstellung, Seite 130

Fallbeispiel zu psychischen Behinderungen

Ausbildungsberuf: Raumausstatter/-in

Behinderungsart:	Lernbehinderung
▶ Beeinträchtigung:	Verlangsamung im Denken und im praktischen Handeln, psychische Blockaden
Notwendige Prüfungsmodifikationen durch Anpassung	
▶ der technischen Hilfen:	
▶ der Zeitstruktur:	Zeitverlängerung sowohl für die Kenntnis- als auch die Fertigkeitsprüfung um 30 Prozent
▶ der personellen Unterstützung:	
▶ der Aufgabenstellung:	
▶ der Räumlichkeiten:	
▶ Sonstiges:	Siehe detaillierte Darstellung, Seite 130–131

Fallbeispiel zu psychischen Behinderungen

Ausbildungsberuf: Bürokauffrau/-mann

Behinderungsart:	Psychische Behinderung
▶ Beeinträchtigung:	Zerebrale Krampfanfälle, Depressionen, Panikattacken, häufige psychosomatische Beschwerden
Notwendige Prüfungsmodifikationen durch Anpassung	
▶ der technischen Hilfen:	
▶ der Zeitstruktur:	Zeitverlängerung
▶ der personellen Unterstützung:	
▶ der Aufgabenstellung:	
▶ der Räumlichkeiten:	
▶ Sonstiges:	Siehe detaillierte Darstellung, Seite 131

Fallbeispiel zu psychischen Behinderungen

Ausbildungsberuf: Bürokraft

Behinderungsart:	Psychische Behinderung
▶ Beeinträchtigung:	Psychische Beeinträchtigung, die zu extremen Belastungen in Drucksituationen führt
Notwendige Prüfungsmodifikationen durch Anpassung	
▶ der technischen Hilfen:	
▶ der Zeitstruktur:	Zeitverlängerung um 20 Prozent
▶ der personellen Unterstützung:	Anwesenheit einer vertrauten Person, die die Prüfungsaufgaben unter Beachtung der Behinderungsart vorliest
▶ der Aufgabenstellung:	
▶ der Räumlichkeiten:	Vertraute Raumumgebung
▶ Sonstiges:	

Fallbeispiel zu psychischen Behinderungen

Ausbildungsberuf: Fachpraktiker/-in für Holzbearbeitung

Behinderungsart:	Aus dem schizophrenen Formenkreis (F20) und/oder Lernbehinderung
▶ Beeinträchtigung:	U. a. im Denken und Sprechen (Zerfahrenheit, Wiederholungen, Wortneuschöpfungen), motorisch und im Denken verlangsamt, Wahnstörungen, akustische und/oder optische Halluzinationen, Gestik und Mimik reduziert, flaches Gefühlsleben, Wortarmut, körperliche Erschöpfbarkeit, Rückzugstendenzen, Zittern
Notwendige Prüfungsmodifikationen durch Anpassung	
▶ der technischen Hilfen:	
▶ der Zeitstruktur:	Zeitverlängerung, Unterbrechungen
▶ der personellen Unterstützung:	Vertraute Person, bei „Hängenbleiben“ an Tätigkeiten Hinweis geben
▶ der Aufgabenstellung:	Klare und direkte Anweisungen (ambivalente Bemerkungen vermeiden), auffordernde Sprache
▶ der Räumlichkeiten:	Reizarme Umgebung
▶ Sonstiges:	Die negative und teilnahmslose Stimmung sollte als Ausdruck der Beeinträchtigung gesehen werden.

Fallbeispiel zu psychischen Behinderungen

Ausbildungsberuf: Kauffrau/-mann für Bürokommunikation

Behinderungsart:	Depression
▶ Beeinträchtigung:	Deutlich gedrückte Stimmung, erhebliche Einschränkung des Selbstvertrauens, geringe Hoffnung, eine Arbeit gut zu bewältigen, mit Aufgaben zu beginnen, fällt schwer, kleinste Fehler können Weinkrämpfe auslösen
Notwendige Prüfungsmodifikationen durch Anpassung	
▶ der technischen Hilfen:	
▶ der Zeitstruktur:	
▶ der personellen Unterstützung:	Rücksichtnahme auf Überempfindlichkeit, vertraute Person, Ermutigung
▶ der Aufgabenstellung:	Ermunternde Sprache
▶ der Räumlichkeiten:	Ggf. Einzelprüfung
▶ Sonstiges:	Hinweis geben, dass Prüfung mit einer schlechten Teilaufgabe nicht gleich beendet ist; Tränen sind als Kennzeichen der Erkrankung zu sehen, bedeuten aber nicht gleich, dass ein Abbruch der Prüfung nötig ist; Ermutigung vermitteln.

Fallbeispiel zu psychischen Behinderungen

Ausbildungsberuf: Hauswirtschafter/-in

Behinderungsart:	Angsterkrankungen/Soziale Phobien
▶ Beeinträchtigung:	Angst vor Bewertung anderer, Furcht, vor anderen zu sprechen, dadurch körperliche Reaktionen wie Schwitzen, Zittern, Herzklopfen, innere Unruhe, Harndrang, Gefühl wegzulaufen
Notwendige Prüfungsmodifikationen durch Anpassung	
▶ der technischen Hilfen:	
▶ der Zeitstruktur:	
▶ der personellen Unterstützung:	Vertraute Person, möglichst geringe Prüfer/-innen-Anzahl
▶ der Aufgabenstellung:	Verunsicherung vermeiden, ggf. mündliche Prüfung durch schriftliche ersetzen, entspannte Atmosphäre in Prüfungssituation schaffen
▶ der Räumlichkeiten:	
▶ Sonstiges:	Merkmale der Beeinträchtigung sind das Erröten und Zittern; Nicken und Kopfschütteln als Antwortmöglichkeiten zulassen; beim Antworten die Möglichkeit haben; sich umzudrehen oder Augen zu schließen

Fallbeispiel zu psychischen Behinderungen

Ausbildungsberuf: Bürokauffrau/-mann

Behinderungsart:	Zwang
▶ **Beeinträchtigung:**	Immer wiederkehrende Gedanken, die von Handlungen abhalten, wiederkehrende Zwangshandlungen (z. B. Händewaschen, übertriebene Ordnung, Nachkontrollieren)
Notwendige Prüfungsmodifikationen durch Anpassung	
▶ **der technischen Hilfen:**	
▶ **der Zeitstruktur:**	Zeitverlängerung
▶ **der personellen Unterstützung:**	Körperlichen Kontakt vermeiden, Distanz halten
▶ **der Aufgabenstellung:**	
▶ **der Räumlichkeiten:**	Ggf. eigener, vertrauter Arbeitsplatz
▶ **Sonstiges:**	Wiederholungen oder Pausen ermöglichen, Anspannung als Ausdruck der Beeinträchtigung sehen

Fallbeispiel zu psychischen Behinderungen

Ausbildungsberuf: Metallbearbeiter/-in

Behinderungsart:	Posttraumatische Belastungsstörung
▶ **Beeinträchtigung:**	Schreckhaftigkeit, Konzentrationsschwierigkeiten, Reizbarkeit, emotionale Stumpfheit, hervorgerufen durch traumatisches Ereignis (z. B. Kriegserlebnisse aus Herkunftsland, Vergewaltigung)
Notwendige Prüfungsmodifikationen durch Anpassung	
▶ **der technischen Hilfen:**	
▶ **der Zeitstruktur:**	
▶ **der personellen Unterstützung:**	Ggf. prüfen, ob weibliche Prüferin oder männlicher Prüfer eingesetzt wird
▶ **der Aufgabenstellung:**	
▶ **der Räumlichkeiten:**	Freundliche Atmosphäre
▶ **Sonstiges:**	Inhalt des Traumas nicht thematisieren

Fallbeispiel zu psychischen Behinderungen

Ausbildungsberuf: Verkäufer/-in

Behinderungsart:	Anorexie
▶ **Beeinträchtigung:**	Stark untergewichtig, Body-Mass-Index (BMI) unter 17,5, dadurch körperliche Einschränkungen (z. B. verlangsamter Herzschlag, niedriger Blutdruck, Unterzuckerung, Störungen der Elektrolyte)
Notwendige Prüfungsmodifikationen durch Anpassung	
▶ **der technischen Hilfen:**	
▶ **der Zeitstruktur:**	Zeitverlängerung, Pausen
▶ **der personellen Unterstützung:**	
▶ **der Aufgabenstellung:**	
▶ **der Räumlichkeiten:**	Sitzgelegenheit zur Verfügung stellen und Sitzen ermöglichen
▶ **Sonstiges:**	Rücksichtnahme auf gereizte Stimmung als Teil der Störung einordnen, genügend Flüssigkeitsaufnahme ermöglichen, ggf. ansprechen

Fallbeispiel zu psychischen Behinderungen

Ausbildungsberuf: Fachpraktiker/-in Küche

Behinderungsart:	Persönlichkeitsstörung, impulsiver Typus, Borderline und/oder Lernbehinderung
▶ **Beeinträchtigung:**	Unausgeglichenheit, Störungen der Impulskontrolle und des Antriebs, andauerndes, unangemessenes Sozialverhalten
Notwendige Prüfungsmodifikationen durch Anpassung	
▶ **der technischen Hilfen:**	
▶ **der Zeitstruktur:**	Unterbrechungen, ggf. Verlassen des Raumes mit Begleitperson ermöglichen
▶ **der personellen Unterstützung:**	
▶ **der Aufgabenstellung:**	Kurze Fragestellung
▶ **der Räumlichkeiten:**	Reizarme Umgebung, ggf. Einzelprüfung
▶ **Sonstiges:**	Rücksichtnahme auf Überempfindlichkeit bei kritischen Rückmeldungen

Fallbeispiele zu Teilleistungsstörungen

Lese-/Rechtschreibstörung (Legasthenie)
Rechenstörung (Dyskalkulie)

Fallbeispiel für Lese-/Rechtschreibstörung (Legasthenie)

Ausbildungsberuf: Stuckateur/-in

Behinderungsart:	Lese-/Rechtschreibstörung (Legasthenie)
▶ Beeinträchtigung:	Legasthenie mit ausgeprägter Lese-/Rechtschreibstörung in Verbindung mit mangelhaftem sinnverstehendem Lesen
Notwendige Prüfungsmodifikationen durch Anpassung	
▶ der technischen Hilfen:	
▶ der Zeitstruktur:	Zeitverlängerung um 25 Prozent
▶ der personellen Unterstützung:	Vorlesen der Prüfungsaufgaben durch ein Prüfungsausschussmitglied mit mehrfachem Wiederholen der Fragestellungen
▶ der Aufgabenstellung:	
▶ der Räumlichkeiten:	Einzelner Raum ohne Störeinflüsse
▶ Sonstiges:	

Fallbeispiel für Lese-/Rechtschreibstörung (Legasthenie)

Ausbildungsberuf: Hochbaufacharbeiter/-in

Behinderungsart:	Lese-/Rechtschreibstörung (Legasthenie)
▶ Beeinträchtigung:	Unvermögen, sich schriftlich zu äußern und Texte sinnverstehend zu lesen
Notwendige Prüfungsmodifikationen durch Anpassung	
▶ der technischen Hilfen:	Keine
▶ der Zeitstruktur:	Zeitverlängerung um 30 Prozent
▶ der personellen Unterstützung:	Vorlesekraft
▶ der Aufgabenstellung:	Vorlesen textgebundener Prüfungsaufgaben und Protokollierung der schriftlichen Antworten
▶ der Räumlichkeiten:	Separater Raum
▶ Sonstiges:	

Fallbeispiel für Lese-/Rechtschreibstörung (Legasthenie)

Ausbildungsberuf: Tischler/-in

Behinderungsart:	Lese-/Rechtschreibstörung (Legasthenie)
▶ Beeinträchtigung:	Erhebliche Probleme beim Lesen und Schreiben. Prüfling ist nicht in der Lage, ohne Hilfe schwierige, komplexe Formulierungen in einem angemessenen Zeitraum zu lesen und sich schriftlich adäquat auszudrücken.
Notwendige Prüfungsmodifikationen durch Anpassung	
▶ der technischen Hilfen:	
▶ der Zeitstruktur:	Zeitverlängerung bis zu 50 Prozent
▶ der personellen Unterstützung:	Vertraute Person als Vorlesekraft und Unterstützung beim Schreiben (Einzelförderlehrer)
▶ der Aufgabenstellung:	Vorlesen textgebundener Prüfungsaufgaben und Protokollierung der schriftlichen Antworten
▶ der Räumlichkeiten:	Separater Raum
▶ Sonstiges:	

Fallbeispiel für Lese-/Rechtschreibstörung (Legasthenie)

Ausbildungsberuf: Bäckerwerker/-in

Behinderungsart:	Lese-/Rechtschreibstörung (Legasthenie) sowie psychische Behinderung als Folgesymptomatik der Teilleistungsstörung
▶ **Beeinträchtigung:**	Erhebliche Probleme beim Lesen und Schreiben, emotionale Störungen wie z. B. Ängste, Konzentrationsstörungen
Notwendige Prüfungsmodifikationen durch Anpassung	
▶ **der technischen Hilfen:**	In der Praxisprüfung: Sitzgelegenheit in der Backstube zum Ausruhen bei einer entsprechenden emotionalen Störung
▶ **der Zeitstruktur:**	Zeitverlängerung von 30 Minuten in der schriftlichen Kenntnisprüfung, auch Zeitverlängerung in der Praxisprüfung bei Notwendigkeit
▶ **der personellen Unterstützung:**	In der schriftlichen Kenntnisprüfung: mehrmaliges langsames Vorlesen der Aufgaben, mündliche Erläuterungen der Fragestellungen zum besseren Verständnis, Mitglieder der Ausbildungsstätte und der Schule sind Mitglieder im Prüfungsausschuss
▶ **der Aufgabenstellung:**	Behinderungsgerechte Aufgabenstellung, d. h. Auswahl unter Beachtung des Schwierigkeitsgrades, übersichtliche und anschauliche Gestaltung z. B. durch Bilder, keine Fremdwörterbenutzung, Ankreuzfragen
▶ **der Räumlichkeiten:**	Prüfung in gewohnter Umgebung (Ausbildungsstätte)
▶ **Sonstiges:**	

Fallbeispiel für Lese-/Rechtschreibstörung (Legasthenie)

Ausbildungsberuf: Fachkraft im Gastgewerbe

Behinderungsart:	Lese-/Rechtschreibstörung (Legasthenie)
▶ **Beeinträchtigung:**	Sinnerfassendes Lesen (Verstehen der Aufgabenstellungen) ist stark beeinträchtigt; Prüfling ist nicht in der Lage, Gedanken und Kenntnisse von der Rechtschreibung her lesbar und verständlich aufzuschreiben.
Notwendige Prüfungsmodifikationen durch Anpassung	
▶ **der technischen Hilfen:**	Prüfling und Vorleser haben die Prüfungsaufgaben vorliegen.
▶ **der Zeitstruktur:**	Zeitverlängerung von bis zu 50 Prozent
▶ **der personellen Unterstützung:**	Vorleser und Schreibhilfe
▶ **der Aufgabenstellung:**	Kurze und leicht verständliche Aufgabenstellung; Aufgaben werden vorgelesen; der Prüfling liest die Aufgaben mit und beantwortet die Fragen mündlich; Mathematikaufgaben können durch den Prüfling selbstständig schriftlich gelöst werden.
▶ **der Räumlichkeiten:**	
▶ **Sonstiges:**	

Fallbeispiel für Lese-/Rechtschreibstörung (Legasthenie)

Ausbildungsberuf: Fachkraft für Lagerlogistik

Behinderungsart:	Lese-/Rechtschreibstörung (Legasthenie)
▶ **Beeinträchtigung:**	Prüfling ist nicht in der Lage, selbstständig in einer begrenzten Zeitspanne Texte zu lesen und zu erfassen.
Notwendige Prüfungsmodifikationen durch Anpassung	
▶ **der technischen Hilfen:**	
▶ **der Zeitstruktur:**	Verlängerung der Prüfungszeit im Prüfungsbereich „Prozesse der Lagerlogistik“ um 30 Minuten, in den Prüfungsbereichen „Rationeller und qualitätssichernder Güterumschlag“ und „Wirtschafts- und Sozialkunde“ jeweils um 20 Minuten
▶ **der personellen Unterstützung:**	Die Aufgaben wurden von der aufsichtführenden Person vorgelesen.
▶ **der Aufgabenstellung:**	
▶ **der Räumlichkeiten:**	
▶ **Sonstiges:**	

Fallbeispiel für Lese-/Rechtschreibstörung (Legasthenie)

Ausbildungsberuf: Maurer/-in

Behinderungsart:	Lese-/Rechtschreibstörung (Legasthenie), ADHS
▶ Beeinträchtigung:	Ausgeprägte Legasthenie mit einer deutlichen Verlangsamung im Verstehen von schwierigen Texten, Gehemmtheit und Versagensangst, Prüfungsangst, Aufmerksamkeits- und Konzentrationsstörungen
Notwendige Prüfungsmodifikationen durch Anpassung	
▶ der technischen Hilfen:	
▶ der Zeitstruktur:	Verlängerung der Prüfungszeit um 30 Prozent
▶ der personellen Unterstützung:	Anwesenheit einer vertrauten Person (Lehrer vom Berufsbildungswerk) und einer neutralen Person (Prüfungsausschussmitglied) als Lesehilfe
▶ der Aufgabenstellung:	Aufgaben wurden von einer neutralen Person vorgelesen.
▶ der Räumlichkeiten:	Separater Prüfungsraum
▶ Sonstiges:	

Fallbeispiel für Lese-/Rechtschreibstörung (Legasthenie)

Ausbildungsberuf: Metallbauer/-in, Fachrichtung Konstruktionstechnik

Behinderungsart:	Lese-/Rechtschreibstörung (Legasthenie)
▶ Beeinträchtigung:	Massive Lese-/Rechtschreibstörung, erhebliche Probleme beim Erfassen von Textinhalten, in der Artikulation und schriftlichen Wiedergabe
Notwendige Prüfungsmodifikationen durch Anpassung	
▶ der technischen Hilfen:	
▶ der Zeitstruktur:	
▶ der personellen Unterstützung:	Vorlesen der Aufgaben, nachfragen, ob Aufgaben inhaltlich verstanden wurden, und evtl. Niederschrift der Antworten durch eine neutrale Person
▶ der Aufgabenstellung:	
▶ der Räumlichkeiten:	Einzelprüfung, separater Prüfungsraum
▶ Sonstiges:	

Fallbeispiel für Lese-/Rechtschreibstörung (Legasthenie)

Ausbildungsberuf: Kfz-Mechatroniker/-in

Behinderungsart:	Lese-/Rechtschreibstörung (Legasthenie)
▶ Beeinträchtigung:	Starke Verlangsamung im Schreiben von Texten, z. T. unverständliche Texte, mangelhafte Rechtschreibung
Notwendige Prüfungsmodifikationen durch Anpassung	
▶ der technischen Hilfen:	
▶ der Zeitstruktur:	
▶ der personellen Unterstützung:	
▶ der Aufgabenstellung:	Mündliche statt schriftlicher Prüfung
▶ der Räumlichkeiten:	
▶ Sonstiges:	

Fallbeispiel für Lese-/Rechtschreibstörung (Legasthenie)

Ausbildungsberuf: Industriekauffrau/-mann

Behinderungsart:	Lese-/Rechtschreibstörung (Legasthenie)
▶ Beeinträchtigung:	Probleme, sinnentnehmend zu lesen und Texte verständlich zu verschriftlichen
Notwendige Prüfungsmodifikationen durch Anpassung	
▶ der technischen Hilfen:	PC, Vorlesesoftware, Sprachsoftware zum Diktieren der Antworten, die von der Software in Schrift umgewandelt werden (unter Ausschluss von Überkompensation)
▶ der Zeitstruktur:	
▶ der personellen Unterstützung:	Schreibassistenz
▶ der Aufgabenstellung:	Texte liegen in digitalisierter Form vor.
▶ der Räumlichkeiten:	Separater Raum, da Antworten vom Prüfling mittels Sprachsoftware verschriftlicht werden
▶ Sonstiges:	Die Vorlese- und Sprachsoftware ermöglicht ein eigenständiges Bearbeiten der Prüfungsaufgaben. Mathematische Aufgabenstellungen als Textaufgaben können mittels der Vorlesesoftware gut erfasst werden. Die Rechenoperationen kann der Prüfling ohne technische Hilfsmittel durchführen.

Fallbeispiel für Rechenstörung (Dyskalkulie)

Ausbildungsberuf: Fachkraft im Gastgewerbe

Behinderungsart:	Rechenstörung (Dyskalkulie)
▶ Beeinträchtigung:	Kein Mengenverständnis, kein räumliches Vorstellungsvermögen, Schwierigkeiten im Erfassen rechnerischer Sachverhalte, im Umgang mit Zahlen und in der Bewältigung von Rechentechniken. Die Schwierigkeiten betreffen vor allem die grundlegenden Rechenfertigkeiten (Addition, Subtraktion, Multiplikation, Division).
Notwendige Prüfungsmodifikationen durch Anpassung	
▶ der technischen Hilfen:	Zusätzliche Anschauungshilfe (Zeichnungen, Modelle, Umrechnungstabellen u. Ä.)
▶ der Zeitstruktur:	Zeitverlängerung um 50 Prozent
▶ der personellen Unterstützung:	Nachfragemöglichkeiten (zur Erläuterung der Aufgabenstellungen) während der Prüfung
▶ der Aufgabenstellung:	Angepasste Aufgabenstellungen in Anforderung und Umfang – unter Beibehaltung des Prüfungsniveaus
▶ der Räumlichkeiten:	
▶ Sonstiges:	

Fallbeispiel für Rechenstörung (Dyskalkulie)

Ausbildungsberuf: Bürokauffrau/-mann

Behinderungsart:	Rechenstörung (Dyskalkulie)
▶ Beeinträchtigung:	Beeinträchtigungen in den grundlegenden Rechenfertigkeiten (Addition, Subtraktion, Multiplikation, Division)
Notwendige Prüfungsmodifikationen durch Anpassung	
▶ der technischen Hilfen:	Nutzung von Taschenrechner* und eigener Formelsammlung
▶ der Zeitstruktur:	Zeitverlängerung um 30 Prozent
▶ der personellen Unterstützung:	
▶ der Aufgabenstellung:	
▶ der Räumlichkeiten:	
▶ Sonstiges:	*nur zur Durchführung der Grundrechenarten und nicht programmiert

Fallbeispiel für Rechenstörung (Dyskalkulie)

Ausbildungsberuf: Raumausstatter/-in

Behinderungsart:	Rechenstörung (Dyskalkulie)
▶ Beeinträchtigung:	Beeinträchtigungen im räumlichen Vorstellungsvermögen und z. T. in den grundlegenden Rechenfertigkeiten, Prüfungsangst
Notwendige Prüfungsmodifikationen durch Anpassung	
▶ der technischen Hilfen:	Nutzung von Taschenrechner*, eigenen Hilfstabellen sowie Modellen zur Veranschaulichung
▶ der Zeitstruktur:	Zeitverlängerung um 20 Prozent
▶ der personellen Unterstützung:	Erläuterung der Aufgabenstellung, Anwesenheit einer vertrauten Person
▶ der Aufgabenstellung:	Einfache Sprache bei mathematischen Fragestellungen zum besseren Verständnis der Aufgabenstellung
▶ der Räumlichkeiten:	
▶ Sonstiges:	*nur zur Durchführung der Grundrechenarten und nicht programmiert

Fallbeispiel für Rechenstörung (Dyskalkulie)

Ausbildungsberuf: Arzthelfer/-in

Behinderungsart:	Rechenstörung (Dyskalkulie)
▶ Beeinträchtigung:	Beeinträchtigungen in den grundlegenden Rechenfertigkeiten, starke Verunsicherung bei ungewohnten mathematischen Aufgabenstellungen
Notwendige Prüfungsmodifikationen durch Anpassung	
▶ der technischen Hilfen:	Nutzung von Taschenrechner* und eigenen Hilfstabellen (Formelsammlung)
▶ der Zeitstruktur:	
▶ der personellen Unterstützung:	Erläuterung der Aufgabenstellung bei Prüfungsfragen im Rechnungswesen
▶ der Aufgabenstellung:	Bei Prüfungsaufgaben im Rechnungswesen bekannte Formulierungen in der Aufgabenstellung
▶ der Räumlichkeiten:	
▶ Sonstiges:	Noch starke Restsymptomatik der Dyskalkulie. Gewohnte Aufgabenstellungen können mithilfe eigener Hilfsmittel wie Tabellen oder Formeln gelöst werden. Eine Erläuterung der Aufgabenstellung sichert, dass die mathematische Fragestellung richtig verstanden wurde. *nur zur Durchführung der Grundrechenarten und nicht programmiert

Detaillierte Darstellungen einzelner Fallbeispiele/O-Töne

Die Auszubildende ist freundlich, hilfsbereit, hat gute Umgangsformen und ist bei den Kunden sehr beliebt. Ihre Lernbehinderung und die damit verbundene Einschränkung der Informationsaufnahme und -verarbeitung sind nicht offensichtlich. Da sie im Friseursalon anerkannt und geschätzt wird, ist sie in der Lage, eingeübte Arbeiten selbstständig mit guten Ergebnissen auszuführen.

Neue Aufgaben kann sie am besten übernehmen, wenn sie ihr von einer bekannten Kollegin in einfacher Sprache mit den einzelnen Handlungsschritten erklärt werden und ihr die notwendige Zeit gegeben wird.

Die Auszubildende sagt von sich: „Ich arbeite sehr gerne in meinem Friseursalon, das ist genau der richtige Beruf für mich!"

Ausbildungsberuf: Friseur/-in

Beeinträchtigung: Lernbehinderung

Siehe hierzu Fallbeispiel zu Lernbehinderungen, Seite 94

Der Auszubildende ist zuverlässig und arbeitet sehr genau. Seine Informationsentnahme und -verarbeitung ist eingeschränkt. Damit er neue Aufgaben übernehmen kann, braucht er eine detaillierte Anleitung. Bekannte eingeübte Aufgaben kann er gut selbstständig übernehmen. Die besten Ergebnisse erzielt er, wenn ihm die Reinigung von ihm bekannten Räumen übertragen wird.

Sinnentnehmendes Lesen bedeutet für den Auszubildenden eine große Anstrengung. Lesen erfordert außerdem viel Zeit. Durch Misserfolgserlebnisse in unterschiedlichen Bereichen traut der Auszubildende sich selbst wenig zu. Wenn Aufgaben zügig ausgeführt werden sollen, müssen ihm die Anweisungen deshalb vorgelesen werden.

Ausbildungsberuf: Fachhelfer/-in für Reinigungstechnik

Beeinträchtigung: Lernbehinderung

Siehe hierzu Fallbeispiel zu Lernbehinderungen, Seite 94

Der Auszubildende hat seinen Ausbildungsberuf selbst gewählt, er arbeitet gut und gerne als Maler und Lackierer. Da er sich jedoch für alles interessiert, was um ihn herum geschieht, lässt er sich sehr leicht ablenken. Sich auf eine Arbeit zu konzentrieren, ist für ihn anstrengend. Der Auszubildende muss deshalb immer wieder an die Fertigstellung der Arbeit erinnert werden. In der Regel genügt ein Blick seines Ausbilders. Mit positiven Rückmeldungen zu seiner Leistung kann er gut motiviert werden und schafft es immer besser, bei Arbeiten über einen längeren Zeitraum durchzuhalten.

In vertrauter Umgebung und unter Anleitung seines Ausbilders erzielt der Auszubildende sehr gute Arbeitsergebnisse.

Ausbildungsberuf: Maler/-in und Lackierer/-in

Beeinträchtigung: Lernbehinderung

Siehe hierzu Fallbeispiel zu Lernbehinderungen, Seite 95

„Ich habe schon von klein auf gerne gekocht und gebacken. Meiner Mutter habe ich schon immer bei der Wäsche geholfen und mit meinem Vater im Garten gearbeitet. Als wir in der Schule über Arbeit gesprochen haben, war mir gleich klar, dass ich eine Ausbildung in der Hauswirtschaft machen möchte. Ich freue mich, dass das auch geklappt hat."

In der Ausbildung fällt auf, dass die Auszubildende sehr geschickt ist und ihr Tätigkeiten sowohl bei der Nahrungszubereitung als auch bei der Pflege der Wäsche vertraut sind. Schwierigkeiten bereitet ihr jedoch, sich neuen Gegebenheiten anzupassen, sich beispielsweise in einer anderen Küche zurechtzufinden und mit anderen als den gewohnten Geräten zu arbeiten. In ihr unbekannten Situationen fühlt sich die Auszubildende sehr unsicher und hat Angst zu versagen.

Die Auszubildende sagt von sich: „Wenn ich etwas nicht gleich kann, dann muss ich weinen. Inzwischen kommt das aber nicht mehr so oft vor, und ich beruhige mich auch schnell wieder."

Gute Arbeitsergebnisse kann die Auszubildende auch in ihr unbekannten Situationen erzielen, wenn ihre Ausbilderin ihr die an sie gestellten Anforderungen in einfacher Sprache erklärt, ihr Anweisungen einzeln gibt und ihr ausreichend Zeit zur Erledigung lässt.

Ausbildungsberuf: Hauswirtschaftshelfer/-in

Beeinträchtigung: Lernbehinderung

Siehe hierzu Fallbeispiel zu Lernbehinderungen, Seite 96

Der Auszubildende erfasst vorgegebene Inhalte, benötigt aber mehr Zeit zum Nachdenken als seine Kollegen/Kolleginnen und braucht mehr Zeit, bis er sich entschließt, mit der Arbeit zu beginnen. Mitunter ist ein „Anstoßen" durch den Ausbilder/die Ausbilderin notwendig. Der Auszubildende benötigt vor dem eigentlichen Arbeitsbeginn eine detaillierte Struktur, nach der er dann gezielt vorgehen kann. Die Erarbeitung dieser Struktur kostet ihn viel Zeit.

Der Jugendliche hat einen sehr guten schriftlichen und mündlichen Ausdruck, der allerdings unter seiner stereotypen Sprache leidet. Er redet sehr monoton und kann Lautstärke und Sprechgeschwindigkeit schlecht anpassen.

Am liebsten schreibt und spricht der Auszubildende über sein Spezialthema, die ägyptischen Hieroglyphen. Er neigt dazu, stets eine Überleitung hierzu zu finden. Bevor er dadurch das eigentliche Thema verfehlt, sollte der Ausbilder/die Ausbilderin ihn „zur Sache" zurückholen. Trotz seiner hohen Intelligenz ist es dem Auszubildenden nicht möglich, „zwischen den Zeilen zu lesen" oder Andeutungen zu verstehen. Eine klare Sprache ohne Ironie und Witz sind notwendig, um Missverständnisse zu vermeiden. Der Auszubildende ist noch dabei, mit seiner Therapeutin „Small Talk" zu trainieren.

Es kostet den Auszubildenden große Überwindung, längere Zeit Blickkontakt zu halten. Körperkontakt (z. B. Händeschütteln) ist ihm unangenehm.

Ausbildungsberuf: Industriekauffrau/-mann

Beeinträchtigung: Asperger-Syndrom

Siehe hierzu Fallbeispiel zu psychischen Behinderungen, Seite 106

Der Auszubildende hatte als Kind Verzögerungen in der Sprachentwicklung. Seine sprachliche Ausdrucksfähigkeit hat nie das Niveau Gleichaltriger erreicht. Deshalb vermeidet er das Sprechen, wenn es nicht absolut notwendig ist. Er neigt unter Druck dazu, zu stottern. Er nimmt nur selten Blickkontakt auf. Meist schaut er auf den Boden, oder der Blick schwirrt unstet umher.

Die Handschrift ist sehr unleserlich, und der Auszubildende kann sich den Platz auf einem Blatt Papier schlecht einteilen, sodass ein Laptop eingesetzt wird.

Mimik und Gestik sind nicht immer situationsgemäß und für Fremde schwer einzuordnen. Es ist sinnvoll, wiederholt zu hinterfragen, ob die Aufgabenstellung verstanden wurde.

Veränderungen bezüglich Ort und Zeit bedürfen einer langen Vorbereitung und sind deshalb zu vermeiden.

Der autistische Mensch kann sich nur sehr schwer auf das Wesentliche konzentrieren, weil er den „roten Faden" nicht sieht. Komplexe Aufgabenstellungen müssen in Teilschritte zerlegt werden, damit die Strukturierung deutlich wird.

Ausbildungsberuf: Bürokraft

Beeinträchtigung: High-Functioning-Autismus

Siehe hierzu Fallbeispiel zu psychischen Behinderungen, Seite 107

Der Auszubildende hat eine Lernbehinderung mit allgemeiner psychomotorischer Verlangsamung. Besonders auffallend und problematisch ist jedoch die ausgeprägte Kontaktgehemmtheit bei „sonderlingshaften", möglicherweise schizoiden Zügen und teilweise autistischem Verhalten. Er nimmt ganz besonders zu ihm fremden Menschen nur sehr zögerlich Kontakt auf, meidet lange Zeit den Blickkontakt und antwortet nur sehr kurz und knapp. Bei Aufgeregtheit und unbekannten Personen kann es passieren, dass es ihm zeitweise unmöglich wird, sich verbal zu äußern.

Um dies zu vermeiden und da er wegen seiner psychischen Störung gehindert ist, vorhandene Kenntnisse in der mündlichen Prüfung zu belegen, wird darum gebeten, dass er in der mündlichen Prüfung gestellte Fragen schriftlich beantworten kann.

Ausbildungsberuf: Hauswirtschaftshelfer/-in

Behinderungsart: Lernbehinderung, psychische Störung

Siehe hierzu Fallbeispiel zu psychischen Behinderungen, Seite 107

Die Auszubildende hat motorische Störungen, die ihre Handschrift beeinflussen. Sie arbeitet oft überhastet und kann ihre Zeit schlecht einteilen. Ihre Konzentrationsfähigkeit ist zeitlich begrenzt, und ihre Sprachentwicklung ist verzögert. Sie spricht sehr schnell und in kurzen, einfachen Sätzen; kann aber das Wesentliche erfassen und ausdrücken.

Sie benötigt in der theoretischen Arbeit immer wieder Erholungspausen mit körperlicher Bewegung, da sie ihre Stereotypien (im Verhalten und sprachlich) ausleben muss. Für die theoretische Prüfung wird (wie im Unterricht in der Berufsbildenden Schule [BBS]) ein Laptop eingesetzt, soweit dies möglich ist. Komplexe Fragestellungen werden in Teilschritte zerlegt, um das Verstehen zu gewährleisten. Ein ruhiges Arbeitsklima ist wichtig, da die Auszubildende zu Hektik neigt. Sie benötigt beruhigende Zusprache.

Bei allen Arbeitsaufträgen ist eine klare Sprache ohne Ironie und ohne Metaphern von Bedeutung.

Im praktischen Teil der Prüfung sollte die Auszubildende nicht unter Zeitdruck gesetzt werden, da sie ohnehin oft zulasten der Qualität zu schnell arbeitet.

Ausbildungsberuf: Florist/-in

Behinderungsart: Autismus mit ADHS

Siehe hierzu Fallbeispiel zu psychischen Behinderungen, Seite 108

Im sprachlich-kommunikativen Miteinander haben sich während der Ausbildung Besserungen gezeigt, jedoch ist zu erwarten, dass sich in Ausnahmesituationen, wie in einer mündlichen Prüfung, alte Strukturen zeigen werden, d. h., dass der Auszubildende nicht in der Lage sein wird, auf Fragen verbal zu antworten.

Durch die bisher gezeigten Leistungen hat er deutlich gemacht, dass er sich das notwendige Wissen angeeignet hat und es auf schriftlichem Wege gut darlegen kann.

Da angenommen werden muss, dass die mündliche Prüfung für ihn angstbesetzt ist, wäre es notwendig, die Prüfungssituation dahingehend zu ändern, dass er die von der Prüfungskommission gestellten Fragen auf schriftlichem Wege beantworten kann. Dies würde bedeuten, dass er sich in der verbleibenden Ausbildungszeit entspannter und angstfreier auf seine Prüfung vorbereiten kann.

Ausbildungsberuf: Bürokauffrau/-mann

Beeinträchtigung: Blockierungen im sprachlich-kommunikativen Bereich (Mutismus)

Siehe hierzu Fallbeispiel zu psychischen Behinderungen, Seite 108

Die Prüfungsteilnehmerin ist durch ihre psychische Störung deutlich behindert. Die damit verbundenen Einschränkungen können in einer Prüfungssituation in der Gestalt zum Tragen kommen, dass sie nicht mehr in der Lage ist, die unter normalen Bedingungen bestehende Leistungsfähigkeit in der Prüfungssituation zu erhalten. Das Hauptproblem könnte eine Denk- oder Leistungsblockade bei relativ kleinen Misserfolgserlebnissen sein. Sie ist dann aus psychischen Gründen unter Umständen nicht mehr fähig, ihre Prüfungsarbeit fortzusetzen. Ein kurzfristiger seelischer Beistand durch eine Vertrauensperson könnte die Prüfungsfähigkeit wiederherstellen. Die durch die evtl. Inanspruchnahme der Vertrauensperson entstehenden Zeitverluste könnten, um eine gerechte Beurteilung zu gewährleisten, in Form einer Zeitverlängerung kompensiert werden.

Ausbildungsberuf: Tischler/-in

Beeinträchtigung: Denk- und Leistungsblockaden

Siehe hierzu Fallbeispiel zu psychischen Behinderungen, Seite 112

Die diagnostizierte Lernbehinderung äußert sich in allgemeiner Verlangsamung der kognitiven Denkprozesse. Obwohl der Auszubildende über ausreichendes intellektuelles Leistungspotenzial verfügt, benötigt er aufgrund dieser behinderungsbedingten Einschränkung, die als grundlegende Basisstörung bezeichnet werden kann, wesentlich mehr Zeit, um sowohl theoretische als auch praktische Aufgabenstellungen bewältigen zu können. So konnte er bei Klassenarbeiten in der Berufsschule – bedingt durch die vorgegebene Zeitbeschränkung – immer nur einen Teil der Aufgaben bearbeiten. Analog traf dies auch auf die praktischen Arbeitsabläufe innerhalb der Werkstatt zu, wo er – im Gegensatz zu anderen Rehabilitandinnen/Rehabilitanden – ungleich mehr Zeit benötigte, um eine Arbeit qualitativ zufriedenstellend erledigen

zu können. Fühlte er sich unter Zeitdruck gesetzt, hatte dies bei ihm nicht selten auch eine völlige psychische Blockade zur Folge, sodass er mitunter überhaupt nicht mehr in der Lage war, sein vorhandenes Leistungspotenzial auch nur ansatzweise zu zeigen. In diesem Zusammenhang ist anzumerken, dass er sich aufgrund seiner bestehenden psychischen Minderbelastbarkeit, die seine Lernfähigkeit zusätzlich beeinträchtigt, schon längere Zeit in psychotherapeutischer Behandlung befindet.

Ausbildungsberuf: Raumausstatter/-in

Beeinträchtigung: psychische Blockaden

Siehe hierzu Fallbeispiel zu psychischen Behinderungen, Seite 113

Nach Scheidung und Fehlgeburt leidet die Auszubildende an zerebralen Krampfanfällen, Depressionen, Panikattacken und häufigen psychosomatischen Beschwerden. Sie benötigt in den Phasen, in denen es ihr schlecht geht, beruhigenden Spielraum, damit sie eventuell auftretende Blockaden durchbrechen kann. Sie reagiert in Ausnahmesituationen überempfindlich und unkonzentriert. Kleinste Störungen führen zur Katastrophe. Sie fühlt sich ausgebrannt, kann sich nicht auf das Wesentliche konzentrieren und begreift dann nur sehr langsam.

Ausbildungsberuf: Bürokauffrau/-mann

Beeinträchtigung: Depressionen, Panikattacken

Siehe hierzu Fallbeispiel zu psychischen Behinderungen, Seite 113

„Wichtig ist eine Vertrauensbeziehung zwischen dem/der Vorgesetzten und dem/der Auszubildenden. Meist kann der/die Erkrankte sehr genau seine/ihre speziellen Bedürfnisse mitteilen, die z. T. sehr individuell sein können. Ideal ist es, wenn die/der Erkrankte ihre/seine Arbeitszeiteinteilung (und Arbeitsort) weitgehend oder vollständig selbst bestimmen kann. In diesem Fall kann selbst bei schwereren Krankheitsverläufen eine hohe Produktivität erreicht werden.

Bei einer guten Unterstützung haben Morbus-Crohn-Erkrankte meist eine sehr hohe Motivation und ein sehr gutes Zeitmanagement.

Mit Prüfungssituationen können die meisten Erkrankten sehr gut umgehen, wenn die entsprechenden Voraussetzungen geschaffen sind (z. B. Toilettennähe). Bei vielen erkrankten Personen sind die Durchfallschübe oft nur zu bestimmten Tageszeiten (z. B. zwei bis drei Stunden nach dem Frühstück). Dementsprechend können wichtige Termine in Absprache auf die Tageszeit gelegt werden, in der am wenigsten mit Problemen bei der erkrankten Person zu rechnen ist. Auffällig ist auch, dass wichtige Termine oder Aufgaben die Beschwerden eines/einer Erkrankten kurzzeitig in den Hintergrund drängen können. Stress- und Prüfungssituationen werden daher recht gut bewältigt. Bei schwererer Erkrankung kann auch eine individuelle Prüfung im Betrieb, zu Hause oder in der Klinik durchgeführt werden.

Eine Prüfung in der Klinik sollte natürlich mit dem Arzt besprochen werden, vor allem wenn der/die Erkrankte unter starkem Medikamenteneinfluss steht, macht dies wenig Sinn. Findet jedoch z. B. nur eine Beobachtung statt oder wird eine längere künstliche Ernährung durchgeführt, um den Darm zu beruhigen, kann der/die Erkrankte mental durchaus voll einsatzfähig sein."

Ausbildungsberuf: Tiefbaufacharbeiter /-in, Gleisbauer /-in

Behinderungsart: Chronische Darmerkrankung, Morbus Crohn

Siehe hierzu Fallbeispiel zu internistischen/chronischen Erkrankungen, Seite 85

Bericht einer Auszubildenden mit Diabetes:

„An sich verlief die Ausbildung bei mir wie bei jedem anderen Azubi auch. Wichtig war in diesem Fall nur, dass die Kollegen in der jeweiligen Fachgruppe auch über den Diabetes Bescheid wissen und auch notfalls wissen, was sie machen müssen – z. B. wissen, wo ich im Notfall Traubenzucker o. Ä. habe, falls es zu einer Unterzuckerung kommt.

Während der letzten drei Jahre hatte ich zweimal das Problem einer starken Unterzuckerung während der Arbeitszeit, welcher aber relativ schnell entgegengewirkt wurde.

Die Prüfungen liefen auch wie bei den anderen Azubis ab. Da unser Prüfungsausschussvorsitzender auch gleichzeitig unser Jahrgangsausbilder beim Unternehmen war, musste ich in dem Fall keinem Prüfer Bescheid geben, dass ich Diabetes habe.

Die Aufgabenbeschreibung und auch die Bewertung erfolgte wie bei den anderen Auszubildenden, da mich der Diabetes nur bei Unterzuckerungen oder Ketonurie (starker Überzucker über einen gewissen Zeitraum, der dazu führt, dass Aceton im Körper nachweisbar ist, und dazu führt, dass man antriebslos ist und oftmals auch unter Konzentrationsstörungen leidet – was bei mir aber nicht der Fall war) einschränkt/einschränken kann. Während der Prüfung hatte ich jederzeit die Möglichkeit, meinen Blutzucker zu messen und auch im Notfall essen zu können, um Unterzuckerungen zu vermeiden. Die Zuckermessungen haben insgesamt eine Minute gedauert. Gegessen habe ich, wie meine Kollegen auch, in den Pausen."

Ausbildungsberuf: Tischler/-in

Behinderungsart: Diabetes

Siehe hierzu Fallbeispiel zu internistischen/chronischen Erkrankungen, Seite 85

Literaturverzeichnis

AMERICAN PSYCHIATRIC ASSOCIATION: Diagnostic and Statistical Manual of Mental Disorders (DSM-5). Arlington: American Psychiatric Publishing 2013.

AMERICAN PSYCHIATRIC ASSOCIATION: Diagnostic and Statistical Manual of Mental Disorders 4.th edition (DSM IV). Washington DC, American Psychiatric Association, 1994.

AUTISMUS DEUTSCHLAND e.V.

BAUMGARTNER, Frank; DALFERTH, Matthias; VOGEL, Heike: Berufliche Teilhabe für Menschen aus dem autistischen Spektrum (ASD). Universitätsverlag Heidelberg, 2009.

BERGEEST, Harry; BOENISCH, Jens; DAUT, Volker: Körperbehindertenpädagogik. S. 15, UTB Verlag, Stuttgart 2011.

BUNDESARBEITSGEMEINSCHAFT DER BERUFSBILDUNGSWERKE

BUNDESÄRZTEKAMMER: Stellungnahme zur „Aufmerksamkeitsdefizit-/Hyperaktivitätsstörung (ADHS)". 2005.

BUNDESVEREINIGUNG STOTTERN & SELBSTHILFE e.V., URL: www.bvss.de (Stand: 02.05.2013)

BUNDESVERBAND BORDERLINE: Befindet sich im Gründerstadium.

BUNDESVERBAND LEGASTHENIE UND DYSKALKULIE e.V.

DALFERTH, Matthias: Berufliche Chancen für Menschen mit Autismus in Berufsbildungswerken. Fachtagung CJD Dortmund: „Autismus und Berufsbildung", 2. März 2012 (Tagungsvorträge 2013 vom vds NRW publiziert).

DENNINGHAUS, Erwin; KUCK, Alfred: Die Gestaltung von Bildschirmarbeitsplätzen für Sehbehinderte. In: Low Vision Interdisziplinär – Teil III, Beiheft zur Zeitschrift blind – sehbehindert des Verbandes für Blinden- und Sehbehindertenpädagogik (VBS), Ausgabe 3/2000, S. 96–102.

DEUTSCHE GESELLSCHAFT FÜR KINDER- UND JUGENDPSYCHIATRIE, PSYCHOSOMATIK UND PSYCHOTHERAPIE e.V. (DGKJP)

DEUTSCHE GESELLSCHAFT FÜR KINDER- UND JUGENDPSYCHIATRIE UND PSYCHOTHERAPIE/BUNDESARBEITSGEMEINSCHAFT LEITENDER KLINIKÄRZTE FÜR KINDER- UND JUGENDPSYCHIATRIE UND PSYCHOTHERAPIE/BERUFSVERBAND DER ÄRZTE FÜR KINDER- UND JUGENDPSYCHIATRIE UND PSYCHOTHERAPIE IN DEUTSCHLAND (Hrsg.): Leitlinie zur Diagnostik und Therapie von psychischen Störungen im Säuglings-, Kindes- und Jugendalter. Köln, Deutscher Ärzte-Verlag 2003, S. 237–249.

DEUTSCHE GESELLSCHAFT ZWANGSERKRANKUNGEN e.V.

DEUTSCHE MORBUS CROHN UND COLITIS ULCEROSA VEREINIGUNG E. V. (HRSG.): Morbus Crohn – Colitis ulcerosa: Damit komm ich klar: Die Basic-Infos, um so zu leben, wie ich will. Trias Verlag 2004.

DOBSLAFF, Otto: Mutismus in der Schule. 1. Auflage. Wissenschaftsverlag Spiess, Berlin 2005.

ESER, Karl-Heinz: Inklusion = Barrieren erkennen + Brücken bauen. In: LERNEN FÖRDERN. Jahrgang (2013) 1, S. 6–12.

Eser, Karl-Heinz: Lernbehinderung, die Behinderung „auf den zweiten Blick" – oder: Sind (junge) Menschen mit Lernbehinderung überhaupt behindert? 2005.

Fleischhauer, Christian; Schulz, Eberhard: Borderline – Persönlichkeitsstörungen im Jugendalter. Springer Verlag. 2011.

Gesundheitsberichterstattung des Bundes: Depressive Erkrankungen. Hrsg.: Robert Koch-Institut Jahrgang (2010) 51, unter Mitarbeit von Wittchen, Hans-Ulrich; Jacobi, Frank; Klose, Michael; Ryl, Livia. Berlin 2010.

Hammerstein, Wolfgang: Rehabilitation in der Augenheilkunde. Bücherei des Augenarztes, Heft 96, Enke 1983.

Hintermair, Manfred: Familie, kindliche Entwicklung und Hörschädigung. Theoretische und empirische Analysen. Universitätsverlag Winter. Heidelberg 2005.

Hoffmann, Nicolas; Hofmann, Birgit: Wenn Zwänge das Leben einengen – Zwangsgedanken und Zwangshandlungen. Springer Verlag. 13. Aufl., Berlin 2011.

Hopf, Hans: Angststörungen bei Kindern und Jugendlichen: Diagnose, Indikation, Behandlung. Verlag Brandes und Apsel. 2009.

ICD code

ICD-10 – F30-F39, WHO Version 2013.

ICD-10 – F40, WHO Version 2013.

ICD-10 – F42, WHO Version 2013.

ICD-10 – F60.31, WHO Version 2013.

ICD-10 – F84, WHO Version 2013.

ICD-10-F90.0 bis F90.9: Internationale statistische Klassifikation der Krankheiten und verwandter Gesundheitsprobleme. 10. Revision. German Modification. Version 2013.

ICD-10 – F94, WHO Version 2013.

ICD-10 – F95, WHO Version 2013.

ICD-10 – F98.5, WHO Version 2013.

ICD-10-GM: Infos und Datenbank beim Deutschen Institut für Medizinische Dokumentation und Information – DIMDI, mit Links auf weitere Klassifikationen im Gesundheitswesen.

ICD-10-GM: Internationale statistische Klassifikation der Krankheiten und verwandter Gesundheitsprobleme. 10. Revision. German Modification. Version 2013.

ICF b330, WHO Version 2005.

ICF: Internationale Klassifikation der Funktionsfähigkeit, Behinderung und Gesundheit. Stand Oktober 2005. Hrsg.: Deutsches Institut für medizinische Dokumentation und Information, DIMDI. WHO-Kooperationszentrum für das System Internationaler Klassifikationen. World Health Organization, Genf 2005.

Interessenverband TIC & Tourette Syndrom e. V.

Kratz, Oliver: Tic-Störungen: Klinik – Neurobiologie – Therapie. In: psychoneuro, 30(5), S. 257–262, 2004.

Kraus, Thomas; Letzel, Stephan; Nowak, Dennis: Der chronisch Kranke im Erwerbsleben – Orientierungshilfe für Ärzte in Praxis, Klinik und Betrieb. Verlag ecomed Medizin 2010.

Kuck, Alfred: Arbeitsplatzgestaltung für Sehbehinderte – Interdisziplinäre Zusammenarbeit in der Praxis.

LAMMERT, Kai: Ein Fallbeispiel für begleitende Hilfen im Arbeitsleben bei blinden und sehbehinderten Arbeitnehmern.

LANDERL, Karin; KAUFMANN, Liane: Dyskalkulie-Modelle, Diagnostik, Intervention. Reinhardt-Verlag, München 2008.

LERNEN FÖRDERN: Bundesverband zur Förderung von Menschen mit Lernbehinderungen e.V.

LEYENDECKER, Christoph: Motorische Behinderungen – Grundlagen, Zusammenhänge und Förderungsmöglichkeiten. Kohlhammer-Verlag, Stuttgart 2005.

NATKE, Ulrich; ALPERMANN, Anke: Stottern. Erkenntnisse, Theorien, Behandlungsmethoden. 3. Auflage. Huber, Bern 2010.

PIASECKI, Peter: Das Ausbildungskonzept des Kompetenzzentrums „Autismus und Berufsbildung" im CJD Dortmund. In: autismus. Zeitschrift des Bundesverbandes „Autismus Deutschland e.V.", 72/2011, S. 18–20, 36. Jg.

PSYCHIATRIEGESPRÄCH: Das Forum für Psychiatrie und Psychotherapie

PSYCHOTHERAPIE FACHINFORMATIONEN

SCHULTE-KÖRNE, Gerd: Ratgeber Legasthenie. Frühzeitig erkennen. Richtig reagieren. Gezielt behandeln. Droemer Knaur, München 2009.

SPONSEL, Rudolf: Komorbidität. Wort, Begriff, Bedeutung, Geschichte, Anwendung und Probleme in Psychodiagnostik und Psychotherapie. Internet Publikation für Allgemeine und Integrative Psychotherapie IP-GIPT. Erlangen 2006.

SUCHODOLETZ, Waldemar von: Sprech- und Sprachstörungen. Hogrefe. Göttingen 2013.

STATISTIK DER SCHWERBEHINDERTEN MENSCHEN 2009. Hrsg.: Statistisches Bundesamt. Wiesbaden 2012.

STIFTUNG DEUTSCHE DEPRESSIONSHILFE

VERBAND FÜR BLINDEN- UND SEHBEHINDERTENPÄDAGOGIK e.V. (VBS)

WENDLANDT, Wolfgang: Stottern im Erwachsenenalter: Grundlagenwissen und Handlungshilfen für Therapie und Selbsthilfe. Thieme, Stuttgart 2009.

WIESE, Erich: Barrierefrei arbeiten – Ein Fallbeispiel.

ZIMBARDO, Philio G.; GERRIG, Richard J.: Psychologie. Eine Einführung. Verlag: Pearson Studium, 2004.

Persons with disabilities are legally entitled to compensation for disadvantages in their training and examinations. The handbook provides a wealth of information on types of handicap and suitable forms of compensation for disadvantages. Case studies demonstrate specific potential solutions and thereby aid in implementing the statutory requirement in practice.

Particular emphasis is placed on mental disabilities and impairments.